渡辺信幸

日本人だからこそ「ご飯」を食べるな

肉・卵・チーズが健康長寿をつくる

講談社+α《プラスアルファ》新書

はじめに――「ヘルシー」な食事で日本人が病んでいる

日本では、グルメブームと健康ブームが真っ盛りです。テレビ番組では、全国各地のおいしい料理やレストランが次々と紹介され、CMになればダイエット食品やサプリメントなどの宣伝がこれでもかとばかりに続きます。

こういった番組を見ていて不思議に思うのは、まるで何かのスローガンのように、「ヘルシー」という言葉が連呼されること。料理を食べたレポーターは、必ずといっていいほど「脂っこくないし、野菜たっぷりでヘルシーですね！」といいますが、野菜ならいくら食べてもヘルシー（健康的）なのですかと問いかけたい気持ちになります。

これはテレビにかぎった話ではなく、雑誌や新聞でも同じこと。私たちは、肉や脂が不健康きわまりない食べ物で、野菜や穀物こそ「ヘルシー」だという話を、耳にタコができるほど聞かされ続けることになります。菜食だけではなく、お坊さんが食べる精進料理のような、根菜や納豆や玄米ばかりの粗食が体にいいとも刷り込まれます。

みなさんは毎日、そういった情報の雨に打たれながら生活しています。豪雨です。当然の成り行きとして、サラダボウルに山盛りにした野菜を食べたり、ビタミンか何かのサプリメントを継続して飲んだりした経験もあることでしょう。

では、そこで質問します。あなたは、それで健康になりましたか？

たとえば、不定愁訴と呼ばれる体調不良——片頭痛や冷え性や便秘や生理不順など——が改善したり、肌荒れや肩こりがスッキリと消えたり、毎晩ぐっすり眠れて翌朝の目覚めがよくなったりしたでしょうか。

おそらく、なってはいないはずです。

片頭痛もちの方は、バッグや引き出しの中にいつもアスピリンなどを常備しています。冷え性の方は、夏でもカーディガンや靴下が手放せません。こうした〝対症療法〟で、つらい体調不良をしのいで過ごしているのが実情ではないかと思います。

何らかの体調不良があるとメンタル面にも影響し、集中力が途切れたりなくなったりして仕事や勉強に支障をきたします。気分の悪さを引きずったまま無理に仕事をして、あり得ないミスをしてしまった経験もあるかもしれません。もしくは、一日中イライラが続いていたせいで、当たらなくてもいい誰かに無用な暴言を吐いてしまったり……。

そういうこと、思い当たりませんか？

ドンピシャだ、という方は大勢いらっしゃるはずです。そして、そう思われた方たちの多くが、テレビや雑誌がいうところの「ヘルシーな食事」をするために大量の野菜を食べたり、鶏肉の皮や豚肉の脂身を取り除いて食べたりしているのです。

肉や脂を控えて野菜と穀物をたくさん食べるという「ヘルシーな食事」はイメージだけのもので、栄養学的にはまったく的外れですし、医学的な根拠もいっさいありません。同じ意味で頻繁に使われる「カロリー制限食（低カロリー食）」にしても、元をただせばカロリーという概念そのものが非科学的で信用ならない話です（詳しくは後述します）。

そして、和食の中心である「ご飯」の存在も、大きな問題。1回の食事をおにぎりやラーメンだけで済ませるという方も大勢いますが、そうした食生活を栄養面から見れば、とても健康的といえる状態ではありません。先ごろ、和食はユネスコ無形文化遺産に登録されましたが、それは文化面での評価であって、栄養面の評価ではないのです。

みなさんが太ったり病気になったりするのは、本来食べるべきものを避け、控えるべきものばかり食べている食生活が原因。肉食動物であるライオンが葉っぱや木の実を食べているのと同じですから、そのうち体調を崩してしまうのも当然なのです。

ヒトは、食事から摂取した栄養によって骨や筋肉や内臓をつくり、活動のエネルギーを得ています。つまり、食事によって生命維持をしているのですが、ほとんどの現代人が「ヘルシー」や「低カロリー」という誤解のために低栄養あるいは栄養失調の状態になり、結果として健康を害しているのが実情です。

こう書いても、にわかには信じ難いでしょうし、信じられないのも無理からぬことかと思います。でも、責められるべきなのはみなさんではなく、テレビや雑誌を通じて非科学的な情報をばらまき続けた誰かのほうです。

ヘルシーな食事

低カロリーの食事

バランスのいい食事

これらは、すべて中身のない迷信です。それなのに、なぜか世の中に定着してしまって、肥満解消どころか、多くの健康被害を生みだしています。その代表が、さきほど例にあげた不定愁訴であり、高血圧や糖尿病などの生活習慣病です。

生活習慣病は今、世界中で急増しています。それを何とか阻止するべく、各国の医療関係者が躍起になっていますが、いっこうに歯止めは利いていません。もちろん日本も同様で、たとえば予備軍を含む糖尿病の患者数は２０００万人を超えてしまいました。従来の糖尿病治療はカロリー制限による食事指導と運動指導のセットが基本ですが、その方法では改善に結びつけることができていないわけです。症状を改善できない（患者数を減らせない）のですから、どう見ても適切な治療法とはいえません。

では、「本当の意味でのヘルシーな食事」とは何でしょうか。

答えは、これまでの〝健康常識〟と正反対のところにあります。それは、食べるべきもの（必須栄養素）をたっぷりと食べ、控えるべきもの（非必須栄養素）を控えること。表現を変えれば、必須栄養素であるたんぱく質と脂質を十分に摂取し、必須栄養素ではない炭水化物（糖質）を控えるということです。なぜなら、これがヒトのＤＮＡに書き込まれたデータに沿った栄養摂取のあり方だから。そして、この食生活がみなさんを病気から遠ざけて医者いらずの体にし、ひいては長寿をもたらすのです。

私が推奨している方法を簡単にいえば、たんぱく質と脂質を豊富に含む3つの重要な食品（肉・卵・チーズ）を毎日たっぷりと食べ、炭水化物（糖質）を多く含む穀物・果物・野菜を控えること。この食事法を、肉（Meat）・卵（Egg）・チーズ（Cheese）の頭文字から「ＭＥＣ《メック》食」と名づけました。

この食事をしばらく続けると、不定愁訴などの体調不良は自然と解消していきます。代謝や免疫などの体内機能もアップするので病気にかかりにくくなり、かかったとしても重症化せず短期で回復するようになります。現在何らかの病気――糖尿病や高血圧や脂質異常症など――をもっている方の場合は、血液検査の数値がすみやかに正常化していき、服用中の薬も減らせたりやめられたりします。

さらに、もうひとつのうれしい効果があります。ダイエットです。

多少の個人差はあるものの、肥満もしくは過体重の状態にある方がＭＥＣ食を実行すると、10キログラム単位で無理なく自然に痩せることが可能となります。ダイエットは多くの病気の予防と改善につながるので、みなさんの健康づくりと長寿の実現に大きく寄与します。満腹するまでたっぷりと食べられるのに、リバウンドしないことも特徴です。

これらの効果は、私がこれまでに指導した３０００人以上の患者さんたちによって証明済み。その実績とともに、私が生活習慣病外来を開設して以来およそ15年間で得た知識と経験を網羅したのが本書です。みなさんも安心して、今日から取り組んでください。

ＭＥＣ食をひと言でいえば、「人を健康にする食事法」。毎日を明るく健やかに過ごすことができ、ひいては長寿にもつながる方法でもあります。

じっくりと継続していただければ、２〜３ヵ月後には見違えるほど体調がよくなるとともに、ボディラインがスッキリと引き締まっているはず。それはまた、みなさんの将来の健康リスクを大幅に低減させることでもあるのです。

ＭＥＣ食の世界へ、ようこそ！

２０１４年２月

渡辺信幸

◉目次

第2章　3000人の診療データが教える効果

第3章　「カロリー制限食」は間違いだらけ

第4章　人類はもともと肉食動物だった

第5章　なぜ「MEC食」で健康長寿になるのか

第6章　実践！　空腹知らずで継続できる「MEC食」

第1章　健康を奪う「ヘルシー信仰」

「低カロリーで痩せる」の間違い

何らかの慢性疾患、特に高血圧や糖尿病などの生活習慣病のある方が病院へ行くと、食事の摂取量を低く抑える「カロリー制限食」と運動のセットによる指導を受けるのがスタンダードです。多くの場合、これらの疾患のある方は肥満の状態にもあるため、「カロリー制限食＋運動」は、減量の指導法としても使われています。

当然ながら、体重やボディラインを気にする方のダイエット法としても広く応用されているので、多くの方が一度は試したことがあるはず。そして残念なことに、思うような減量ができなかったか、一時的に減量はできたもののすぐまた元どおりになってしまうリバウンドも経験されたことでしょう。

今、日本人のあいだに肥満や生活習慣病が急増しています。データを見てください。

●１９８７年　20・４％
●２０１２年　31・１％

これが、日本人の肥満率です。25年間で、10ポイント以上も上昇してしまいました。25年前は5人に1人だった肥満が、今や3人に1人。この数値は厚生労働省の「国民健康・栄養調査」によるものですから、かなり信頼できるデータです。

調査年度は少し異なっていますが、次に生活習慣病のデータも見てみましょう。代表として、糖尿病の患者数を取り上げます。

●1997年　690万人（予備軍を含めれば1370万人）
●2012年　950万人（予備軍を含めれば2050万人）

こちらも肥満と同様、かなり急角度の右肩上がりです。15年間でおよそ1・5倍というのは、信じられないほどの増加率。成人の数はおよそ1億人ですから、2050万人という数値はその5人に1人が糖尿病もしくは予備軍という計算です。なお、本書で糖尿病という場合には、特に断りのないかぎり「2型糖尿病（成人病型糖尿病）」を指しています。

では、なぜ日本人に肥満や糖尿病がこんなに増えてしまったのでしょうか。

理由はいくつかありますが、最大の原因は「正しくない食事をしていたから」。もっと広くいえば、カロリー制限食というきつい食事制限をしたり、面倒な運動を強制したり、薬を使ったりしてきた方法が適切ではなかったということです。

うまくいかない原因は、摂取カロリーを減らせば痩せられるという理論そのものが間違いであるということが一点。もう一点は、摂取カロリーを減らすことで空腹感がつのってしまい、実践する方がそれに耐えきれないからです。

空腹感とは、人体に必要な栄養が十分に満たされていない状態のこと。栄養に乏しい食品ばかりを食べているとよけいにおなかがすき、そしてまた栄養に乏しい食品を食べて……というループに陥って、食べても食べても空腹感をつのらせてしまうのです。

その結果、糖尿病などの生活習慣病に悩む方は血液検査の数値がいっこうに改善せず、薬を増やす一方になります。減量したい方は、体重が少し減っては元に戻るリバウンドをくり返してしまい、体をどんどん傷めていきます。

そんな状態でも、食べるのは低栄養のカロリー制限食。「肉や脂を控え、野菜や穀物を中心に食べましょう」という方法ですから、十分な栄養をとることができません。これでは、傷んだ体を修復するための材料（栄養）を取り込むことも不可能です。

これらのことが現象として表れたのが、さきほど提示した肥満と糖尿病の患者数というわけです。簡単にいえば、「カロリー制限食＋運動」という方法では人を健康にすることができないのです。

では、どうすればいいいか。解決のひとつのキーワードは「糖質」です。

そこで、はじめに糖質が何かについてお話ししましょう。

日本人が過剰摂取する「糖質」

糖質というと甘いもの、つまりケーキやチョコレートなどのことだというイメージをもつ方が少なくないのですが、それは正しくありません。まずは、「糖質は炭水化物の一種である」と覚えてください。

この炭水化物は、「主に穀物（米・小麦・芋類）に多く含まれるでんぷん類と糖分」のこと。別のいい方をすれば、「ご飯・パン・麺類などの主食と糖分」です。

ご飯やパンや麺類は甘くはありませんが、それは味覚での話。胃腸で消化・分解されてブドウ糖になって吸収されるので、人体にとっては「糖」なのです。

栄養学的には、糖質は「炭水化物から食物繊維分を引いたもの」。たとえば、中盛り1杯（150グラム）のご飯に含まれる炭水化物は59・1グラムで、そのうち食物繊維は0・6グラムですから、糖質は58・5グラムとなります。

食物繊維は人体に消化・吸収されないので、生理学的な影響もゼロ。そういった事情から、私たちが体によくない栄養素について語るときには炭水化物とは呼ばず、「糖質」と限定する用語を使っています。しかし、ほとんどの食品に含まれる食物繊維はさほど大量ではないので、炭水化物とほぼ同義と考えていただいて結構です。

それらの関係は、図表1のようになっています。図のいちばん下側にある単糖類であるブドウ糖と、果糖がひとつずつ結合した二糖類が砂糖などで、さらに複雑に結合して三糖類以上になったものがでんぷんなどです。ヒトが糖質を摂取すると胃腸で消化され、すべてが単糖類の形に分解されてから吸収されます。

食べると甘いもの――たとえば、砂糖やはちみつやコーンシロップといった甘味料、果物に多く含まれる果糖、牛乳に含まれる乳糖など――をはじめ、米や小麦に多く含まれるでんぷん類も糖質だということがわかりました。そのうち、現代日本人が毎日の食事から最も多く摂取しているのがでんぷん類。つまり、ご飯・パン・麺類などからの摂取です。

一覧してみると、その量の多さは一目瞭然です。

ご飯中盛り1杯（150グラム）　→糖質58・5グラム
食パン（6枚切り）2枚（120グラム）　→糖質52グラム
パスタ1食分（乾麺100グラム）　→糖質69・5グラム
うどん1食分（ゆで250グラム）　→糖質52グラム

図表1　炭水化物の構成

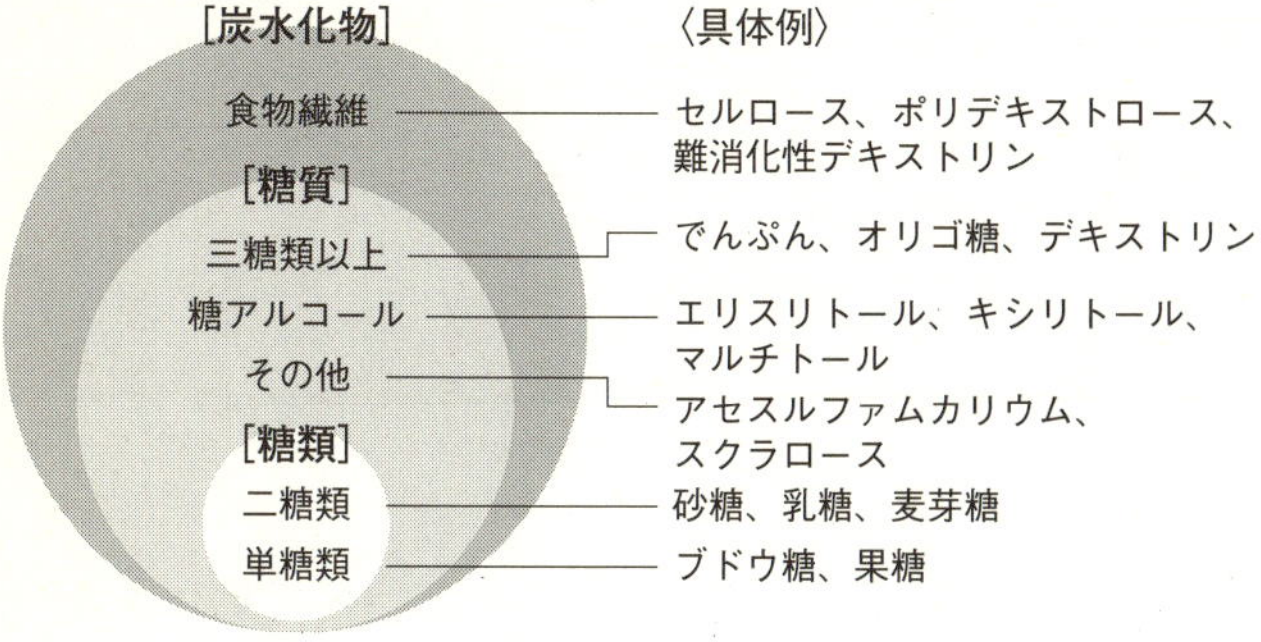

昔からよくある、一辺が1センチほどの大きな角砂糖は1個4グラム。これに換算すると、ご飯1杯は角砂糖15個弱、パスタは17個以上に相当します。日本人は1日平均で糖質を約255グラム（すべてご飯だとすれば4杯強）食べているので、角砂糖なら64個分にもなります。

甘いものは健康に悪いといって、コーヒーに入れる角砂糖を2個から1個に減らしたりする方がいますが、実は焼け石に水。今、私たちは主食からこれほど大量の糖質を摂取しているのです。

40代ビジネスマンのある日の食事を例に、どのくらいになるかざっと計算してみましょう。

【朝食】
トースト　２枚（6枚切り）　↓糖質52グラム
野菜サラダ
牛乳　２００ミリリットル　↓糖質10グラム
コーヒー　１杯
【昼食】
明太子パスタ　大盛り　↓糖質１０５グラム
つけあわせのサラダ
フレッシュオレンジジュース　２００ミリリットル　↓糖質21グラム
【間食】
ドーナツ　１個　↓糖質40グラム
コーラ　５００ミリリットル　↓糖質56グラム
【夕食】
ご飯　大盛り１杯　↓糖質78グラム
鯖の塩焼き
筑前煮

きゅうりと大根の漬物
わかめの味噌汁

【お酒】
缶ビール　２本（７００ミリリットル）　↓糖質20グラム
ポテトチップス　40グラム　↓糖質20グラム
冷や奴　半丁　↓糖質３グラム

あくまで概算ですが、１日の糖質摂取量はなんと４０５グラム。正確に計算すれば、サラダの野菜やドレッシング、煮物の根菜や味つけの調味料などにも糖質が含まれているので、実際にはもっと多いはずです。特に糖質の多い献立を並べたわけでもないのに、こんなにも大量の糖質を口にしているのが現代日本人なのです。

この例では、３食のどこにも肉がありません。たんぱく質は夕食の焼き魚と、ビールのつまみにした豆腐だけ。脂質もほとんどとっておらず、毎食必ずといっていいほど野菜を食べ、ご飯・パン・麵類などの主食は大量です。

ここで、何か思い出すことはないでしょうか。そうです、「肉や脂を控えて、野菜や穀物中心の食事をしましょう」という「ヘルシー信仰」です。現代日本人の平均的な食生活のあり方は、このヘルシー信仰もあって糖質ばかりに偏ってしまったのです。

ご飯やパンや麵類は、糖質こそ多く含んでいるものの、その他の栄養素は貧弱そのもの。たんぱく質や脂質はもちろん、ビタミンやミネラルもほとんど含まれていません。このような食生活が何を導くかといえば、栄養失調なのです。

たんぱく質や脂質がないということは、人体に必須の栄養素がまったくとれていないのと同じ。こんな食生活ではやがて体調不良や病気になり、そのまま放置していればさらに重い病気へと進んでしまうだけです。

この「ヘルシー信仰」は、現代日本人を多くの病気にしている元凶でもあります。肥満や糖尿病、そしてそこに端を発するさまざまな疾患は、すべてひとつの原因によって引き起こされるといっていい。それが、糖質の過剰摂取なのです。

「DNA」が求めるものを食べる

そこで私が推奨するのが、肉・卵・チーズのＭＥＣ《メック》食。

そのルーツは、英語でＬＣＨＰ（Low Carbohydrate, High Protein）あるいは単にローカーボ（Low Carb）と呼ばれる、低炭水化物（低糖質）・高たんぱく質の食事にあります（カーボハイドレートは炭水化物、プロテインはたんぱく質のこと）。おおむね、たんぱく質を多く含む食品の摂取は同時に脂質の摂取にもつながりますので、「高たんぱく質」には「高脂質」も含まれていると考えてください。

国内では現在のところ、「糖質制限」という呼び方が一般的で、日本糖尿病学会では公認していないものの、糖尿病治療あるいはダイエットの方法として多くの方に認識されるようになりました。

糖質制限とMEC食との最大の違いは、糖質制限が「糖質を含む食品の摂取を控えましょう＝低糖質優先」という語り口であるのに対し、MEC食は「肉・卵・チーズをたっぷり食べましょう＝高たんぱく質・高脂質優先」という表現を使っていること。とはいえ、双方がベースにしているのはLCHPを理論づけた先人たちによる、同一のものです。

MEC食の考え方はシンプルかつ単純明快で、「人体に必須の栄養素を十分に摂取し、必須ではない栄養素をとらないようにしましょう」ということ。これは、猿から分化して人類の歴史が始まった700万年前から現代まで、私たちのDNAに刻み込まれたデータに沿った食事をしようという意味でもあります。

実践するうえでの基本ルールは、たったふたつだけ。誰にでも簡単に行うことができ、体やメンタル面への負担が少なく継続しやすい内容です。それは、

●食べ物をひと口入れたら箸を置き、30回よく嚙んで食べる。
●肉・卵・チーズを食事の中心にして、たっぷりと食べる。

です。毎日の必要最低量としては、

●肉　２００グラム
●卵　３個
●チーズ　１２０グラム

が目安です。

なぜ肉・卵・チーズなのか、なぜそれで健康になれるのかといった詳しい説明は後の章に送りますが、MEC食の基本的なルールはたったこれだけ。面倒なカロリー計算の必要はありませんし、運動も不要。種類さえ選べば、アルコールも楽しめます。

食事のとり方にも簡単なコツがあります。

●食事の際にはまず肉・卵・チーズから食べ、つけあわせ程度の少量の野菜（推奨する

のは葉野菜）をプラスする。それでも空腹の場合だけ、穀物（ご飯・パン・麺類）を食べてもいい。

●１日３食にこだわらず、空腹を感じたときに食べる（深夜でも可）。

肉・卵・チーズが全身を変える

これをしばらく続けているうち、穀物や甘いものが欲しいとは感じなくなってくるので、そうなればしめたもの。だいたい、２週間ぐらいで慣れてくるはずです。

小さく切って少しずつ口に入れ、30回よく嚙み、液状になってから飲み込むぐらいのつもりでいるのがベスト。所要時間は、最低でも20分以上かけるようにしてください。以上が、食事の仕方です。

これだけで、肥満あるいは過体重の状態にあった方の多くが、苦もなく自然なダイエットに導かれます。高血圧・高血糖・脂質異常症・肝機能低下などの症状のある方の場合は、数カ月後にはそれぞれの数値が見事に基準値入りするか、近づいていきます。肥満の方のほとんどは、必ずといっていいほど何らかの生活習慣病に罹患しているものですが、体重のほうも病気のほうも、肉・卵・チーズつまりＭＥＣ食をよく嚙んでたっぷりと食べているうちに、いつの間にか解消してしまうのです。

実践するにあたっては、食事以外の生活面とメンタル面に次の条件が加わります。これも、ごくシンプルなものです。

●⑭毎日、体重を測る（複数回が望ましいが、1日1回でも可）。
●⑮昨日より体重が増えていても、反省しない。

私が生活習慣病外来を開設して以来、この方法で指導をした患者さんは累計3000人。その90%以上の方がダイエットに成功しており、リバウンドもほとんどありません。過去最大のデータでは、120キログラム近くあった方が1年で70キログラムになり、50キログラムものダイエットに成功した記録があります。このMさんという男性が行ったのは、缶ビールを毎日10本も飲みながらのダイエットでした（途中から糖質ゼロビールに変更）。

これだけの成功率を支える最大の要因は、方法論がシンプルで煩わしさがなく、慣れてしまえば無理なく継続しやすいこと。大半の方が、過去に何度もダイエットに失敗してリバウンドした経験をおもちなので、MEC食がいかに楽に痩せられるかを自覚しやすいといった側面もあります。

20代の自分を取り戻せる食事法

高血圧や糖尿病などの生活習慣病を患い、ほかの医療機関に何年も通院したのにいっこうによくならなかった方が私のクリニックを訪れてくれ、MEC食を始めた途端に減薬・断薬につながったケースも数百例に上ります。

高血圧や糖尿病なんて、大騒ぎするほどの病気じゃないと思っている方がいますが、とんでもありません。それをきっかけに次々と重い症状に襲われることになり、悪ければ心筋梗塞や脳卒中、腎不全、肝不全、脚の切断、失明などが待ち受けているからです。

わが国の現状を見ても、高血圧患者数が3000万人とも4000万人ともいわれ、高血糖（予備軍を含む糖尿病患者数）が2050万人（12年）。糖尿病を原因とする死亡者数も510万人（13年）と、おびただしい数です。

これらの数字は、過去20〜30年にわたって増加傾向であり、一刻も早く阻止するべき状況です。しかし、もう慌てる必要はありません。MEC食なら薬も注射もいらず、食事だけでこれらの病気の多くを改善できるからです。

MEC食を実践した方々は、その多くが「20代の自分に戻れた」と表現されます。新卒のときに作ったスーツが着られるようになったり、20代の頃と同じサイズのジーンズがはけるようになったりするからです。従来の方法では、急激に痩せた方は皮膚の余りが発生したり、肌がシワシワ・カサカサになってしまったりするものですが、ＭＥＣ食ではそういった現象もまず起こりません。

ただし、注意点がひとつ。ＬＣＨＰは健康的かつ安全な食事法ですが、ごく一部の方には適応しない場合があります。特に、糖尿病の治療で服薬もしくはインスリン注射をしている方は低血糖を起こす危険があります。そのほか、何らかの持病があるため医療機関に通院されている方は、必ず主治医と相談のうえで実行するようにしてください。

ＭＥＣ食メニューは足し算で

患者さんに、「渡辺先生は毎日どのようにＭＥＣ食を実践していますか？」とよく聞かれます。そのときには、「特に変わったことは何もしておらず、肉と卵とチーズを食べているだけです」とお答えしています。

私の場合、朝食は食べません。昼食は、お弁当があるときにはポーク卵、なければコンビニでベーコンや唐揚げやゆで卵を買い、診察の合間にチーズを何個もつまみます。夕食は肉をメインに、自宅では豚しゃぶやポークソテー、外食のときにはステーキや焼き肉をたっぷり食べています。夕食を十分に食べていれば翌朝もおなかがすかないので、朝食もいらないのです。もちろん、ご飯・パン・麺類はまったく口にしません。

肉・卵・チーズだけを十分に食べていれば、必要とする栄養素も満たされます。当然ながら、それ以上のものを体が求めることもありません。これが「基本」です。

とはいえ、肉・卵・チーズだけではメニューのバリエーションに乏しいのではと心配される方や、ほかのものを少しぐらいは食べたいという方もいます。また、病気の回復には糖質をとらないほうがいい（回復も早い）と理解しつつ、多少の回り道を織り込んだうえで主食を食べたいという方もいます。

その気持ちは、私にも理解できます。そこで「１日に必要な栄養をまず肉・卵・チーズで満たす」という基本ができたうえで、それ以外の食品を食べてもＯＫという「応用」も設けてあります。ＭＥＣ食をしばらく続けていれば、多少のことではびくともしない丈夫な体がつくれているからです。

では、ＭＥＣ食の基本を守りつつ応用を加えたタイプの例として、本書のプロデューサー・宮内功さんの３日分の食事内容（自宅で食事をとった日の場合）をご紹介しましょう。

彼は53歳で、身長１７２センチ・体重58～59キログラムと肥満ではなく、血液検査の数値も良好で糖尿病でもありません。私と同様１日２食で、ほとんど朝食をとることはなく、朝昼兼用のブランチを午前11時頃に食べるのが日課です。

【1日目】（糖質量は概算です。以下同）

〈ブランチ〉

ハムエッグ　卵2個&ハム4枚　↓糖質ほぼゼロ

ほうれん草とベーコンのバターソテー　少々　↓糖質ほぼゼロ

トマト　少々　↓糖質4グラム

〈夕食〉

豚肉の醤油バターソテー　200グラム　↓糖質ほぼゼロ

笹かまぼこ　3枚　↓糖質6グラム

ハムとチーズとマカロニのサラダ　（マカロニ30グラム）　↓糖質21グラム

いんげんのごまあえ　少々　↓糖質ほぼゼロ

枝豆　少々　↓糖質ほぼゼロ

〈間食〉

ゆで卵　2個　↓糖質ほぼゼロ

チーズ　80グラム　↓糖質ほぼゼロ

糖質オフの缶コーヒー　↓糖質4グラム

●1日の総糖質量は45グラム（「ほぼゼロ」と表示した料理などに隠れている糖質を10グラム程度として計算。以下同）。

【2日目】

〈ブランチ〉
チーズトースト　6枚切り食パン1枚　↓糖質26グラム
オムレツ　卵2個　↓糖質ほぼゼロ
ハムとレタスのサラダ　↓糖質ほぼゼロ
牛乳　100ミリリットル　↓糖質5グラム

〈夕食〉
鶏肉のハーブ焼き　150グラム　↓糖質ほぼゼロ
鮭とチーズのフライ　↓糖質5グラム
ゆで卵、ブロッコリー、カリフラワーのサラダ　↓糖質ほぼゼロ
わかめの味噌汁　↓糖質ほぼゼロ

〈間食〉
チーズ　80グラム　↓糖質ほぼゼロ
ビーフジャーキー　2本　↓糖質ほぼゼロ

いちご　５個　↓糖質５グラム
糖質オフのスポーツドリンク　↓糖質５グラム
●１日の総糖質量は56グラム

【３日目】
〈ブランチ〉
ベーコンエッグ　卵２個とベーコン２枚　↓糖質ほぼゼロ
豆腐　少々　↓糖質１・５グラム
レタスとかいわれのサラダ　↓糖質ほぼゼロ
牛乳　１００ミリリットル　↓糖質５グラム
コーヒー　↓糖質ほぼゼロ
〈夕食〉
大豆麺を使った焼きそば　１５０グラム　↓糖質５グラム
チーズハンバーグ　２００グラム　↓糖質５グラム
きゅうりとたこの酢の物　↓糖質２グラム
豆腐と油あげの味噌汁　↓糖質１・５グラム
〈間食〉

ゆで卵　1個　→糖質ほぼゼロ
チーズ　80グラム　→糖質ほぼゼロ
●1日の総糖質量は30グラム

あくまで概算ですが、1日の糖質摂取量は30〜60グラム程度。「隠れている糖質」を多めに見積もっても、70グラム未満でしょう。肉・卵・チーズの基本を忠実に守りさえすれば、ときには食パンやマカロニサラダをメニューに加えられるという見本です。

とにかく、肉・卵・チーズで食事のベースをつくってしまうこと。それなら、1日の糖質摂取量はほぼゼロです。空腹も満たされますから、おやつや夜食を食べたいという気持ちも起きなくなります。

それさえできれば、仮にシュークリームやアイスクリームを食べたとしても、糖質量はせいぜい20グラム程度。飲み会でビールを飲んでも、350ミリリットル缶1本で10グラム程度ですから、2本飲んでも20グラムと大した量ではないのです。しばらくすれば、「穀物・果物・野菜など糖質を含む食品は嗜好品である」と考えられるようになります。甘い味に敏感になるので、ジュース類などはとても飲めないという方が大多数です。

重要なのは、「糖質を減らす」という引き算の考え方ではなく、「たんぱく質と脂質を増やす」という足し算の考え方をすること。そして、必須栄養素ではない糖質はゼロでもいいという理想値から、ご自分の体調や希望体重に沿った現実値を導きだすことです。しばらく続ければ、そのさじ加減も自在にできるようになります。

ただし、一点だけ注意してください。MEC食のベースができていても、食べていいスイーツは和菓子ではなく洋菓子です。卵や牛乳をふんだんに使った洋菓子からはたんぱく質と脂質がとれるのに対し、小豆や砂糖ばかりの和菓子は栄養に乏しいからです。

また、糖質を控える食生活を始めた方の多くが通る道として、小麦の内皮部分である「ふすま粉」や大豆粉などを使ったパンあるいは麺類などの低糖質の代用主食があります。これらを利用するのは悪いことではありませんが、低糖質とはいえ1個あたりの糖質が15〜20グラムあるパンを毎日3個も4個も食べるようでは本末転倒。あくまで嗜好品として、たまに少量を口にする「ごほうび食」と考えておくほうが賢明です。

……と書きましたが、こうした代用主食に凝るのは最初の一時期だけという方が多いのも事実。ちょっと不思議ではありますが、結局のところは体がそれらを求めていないということなのでしょう。

第2章　３０００人の診療データが教える効果

23人のプラスのスパイラル

ＭＥＣ食には、主に肥満や生活習慣病のある方が症状の大幅改善に結びつけている実績も多々あります。なかなか改善しないはずの生活習慣病が簡単によくなるというだけでも十分驚かれると思いますが、効果はそれにとどまりません。さまざまな疾患や体調不良に対する有効性が、医学的にも次々と証明されつつあります。

その話をする前に、しつこくくり返して申し訳ないのですが、本書の内容をご理解いただくためには、まずはみなさんの頭の中に刷り込まれている「古い情報」をすべてクリアする必要があります。……準備はよろしいですか？

では、まずは健康面の効果をお伝えするため、実際にＭＥＣ食を体験された方々の診療データをお見せしましょう。

※データの単位はすべて省略。カッコ内は基準範囲。脂質関連：ＨＤＬコレステロール・ＬＤＬコレステロール・中性脂肪。肝機能：ＡＳＴ（ＧＯＴ）・ＡＬＴ（ＧＰＴ）・γ-ＧＴＰ。血糖値：空腹時血糖値・ＨｂＡ１ｃ（以下同じ）。

血液検査データで効果は一目瞭然

トップバッターは圧倒的な多数派の見本として、49歳男性で肥満と糖尿病の改善を目的にMEC食を1年間実践したTさんです。Tさんは血圧がかなり高く、さほどの重症ではないものの糖尿病で、肝機能やコレステロール値などにも異常が見られていました。

◆Tさん(49歳男性・実施1年)のデータ

〈身長〉180・2
〈体重〉98・2 ↓ 68・7
〈血圧〉168/104 ↓ 120/83
〈HDLコレステロール〉40 ↓ 58(40〜70)
〈LDLコレステロール〉166 ↓ 104(63〜139)
〈中性脂肪〉206 ↓ 112(33〜149)
〈AST(GOT)〉45 ↓ 28(13〜37)
〈ALT(GPT)〉52 ↓ 23(8〜45)
〈γ-GTP〉70 ↓ 37(男12〜49)

〈空腹時血糖値〉114 ↓ 93（70～110）
〈HbA1c〉7・3 ↓ 5・2（4・8～5・8 ※JDS値＝日本式表示）

ご覧のとおり、1年間で約30キログラム減を達成し、血液検査のほとんどの数値が軒並み基準範囲入りという結果です。従来型の治療を行う病院に行っていれば、絶対に降圧剤を処方されていたほど高かった血圧も、健康レベルにまで戻りました。

血糖値は、空腹時もHbA1c（ヘモグロビンエーワンシー＝過去1ヵ月ほどの平均血糖値）も健康といっていいもので、コレステロールや中性脂肪などの脂質系も合格ライン。HDL／LDLの比率もおよそ1対4から1対2へと、見事な改善を見せています。

スタート時のHbA1cが7・3というのは、ものすごく重篤な状態ではないものの、明らかに糖尿病を示唆する数値。それが3ヵ月後に6を切り、その後も順調に下がり続けて5%台前半までこぎ着けるという好推移でした。

Tさんは自他ともに認める酒豪だそうですから、AST・ALT・γ-GTPなどの肝機能も心配になるところ。ところが、こちらも難なく下がっています。MEC食では種類を選びさえすれば飲酒も禁止ではありませんから、Tさんも1年間ずっとそのルールに従った飲酒を続けたうえでの改善です。

Tさんの職業はトラック運転手。デスクワークの方よりは体を多く動かす仕事ではありますが、それ以外にジョギングなどの運動は何も行っていません。もちろん、血圧やコレステロールなどの薬も使用ゼロ。運動なし、服薬なし、飲酒OKという条件ながら、MEC食を続けただけでこれほどの改善を達成したのです。

Tさんは、中年期になって肥満になり、そこからさまざまな体調不良や病気につながるメタボリックシンドロームの典型でした。あと何年か受診が遅れていたら糖尿病がもっと進行してしまい、目や腎臓に合併症が出ていたかもしれません。

リバウンド歴20年目の挑戦

続いてもうひとり、体重が70キログラム近くあった54歳女性のFさんのデータを見てみましょう。こちらは、MEC食を実践して8ヵ月間の結果です。

◆Fさん（54歳女性・実施8ヵ月）のデータ

〈身長〉159・5
〈体重〉69・9 ↓ 53・8
〈血圧〉153／98 ↓ 117／79

〈HDLコレステロール〉51 → 54（40〜70）
〈LDLコレステロール〉151 → 120（63〜139）
〈中性脂肪〉254 → 76（33〜149）
〈AST（GOT）〉37 → 26（13〜37）
〈ALT（GPT）〉44 → 28（8〜45）
〈γ-GTP〉86 → 25（女8〜33）
〈空腹時血糖値〉109 → 89（70〜110）
〈HbA1c〉6.0 → 4.9（4.8〜5.8　※JDS値）

8ヵ月で16キログラム減り、9号の洋服がストンと着られるようになったそうです。それほど重症ではないものの、乱れつつあったデータもすべて基準範囲内に収まりました。特に、突出して高かった中性脂肪は約3分の1に下がっています。

Fさんは29歳で結婚、今は大学生になっているお子さんがひとりおり、その妊娠・出産を機に太り始めました。20代の頃の体重は51〜53キログラムぐらいだったのに、出産時に15キログラムも増えた体重が、そのまま減らなくなってしまったそうです。

以来20年以上にわたって、さまざまなダイエットを試みました。しかし、どれも少し減ってはすぐに元どおりになるか、それ以上に太ってしまうというリバウンドのループにハマって、結局は太っていくばかり。そんなときに、私が地元の新聞に書いたコラムを読んで、クリニックを訪れてくれたのです。

Fさんは真剣な顔で、「痩せたいんです」と訴えました。それにはMEC食を実行してもらえばいいのですが、ちょっと気になったので念のために検査してみると、やはり血圧をはじめとするほとんどの数値が高めでした。問診では、腰痛と肩こりがひどいため毎週のようにマッサージを受けていること、夜はよく眠れずに何度もトイレに起きてしまい、湿疹のような手荒れや肌荒れもよく出るというお話でした。

このFさんは、まだ糖尿病とはいえないものの、そこに向かって静かに坂を下りつつある状態だったと思います。血糖値以外の数値もすべて、今すぐ治療しなければならないほど危険なレベルではありません。しかし、これから5年10年と過ぎて60代になると、加齢とともにどんどん悪化していた可能性が大でした。50代の今のうちに歯止めができて、これからの人生で病院にかかる回数がずいぶん減ったといえるのです。

Tさんも Fさんも、肉・卵・チーズを「主食」と考え、もともとの主食であったご飯やパンを控える食事、つまりMEC食を実行しただけ。運動はいっさいせず、お酒も毎晩のようにたしなんだうえで、「20代の頃の自分」を取り戻しました。

このおふたりだけでなく、これまでの十数年間にMEC食を実践してくれた約3000人の方が、同様の結果を残しています。その中には、かなり体調が悪かった方も少なからず含まれており、HbA1cが10を超えていたケース（医師によっては即入院を指示するレベルの数値）や、中性脂肪が3ケタを飛び越えて4ケタの1800だった人もいます。そうした方々も、すべての数値がすんなりと改善していくのです。

重い糖尿病の方が11ヵ月で改善

では、数値が悪かったタイプの代表例をあげてみましょう。Hさんは61歳男性で、50代半ばで糖尿病を指摘されたにもかかわらず、そのまま放置していました。クリニックに来院したときにはかなり悪い数値でしたが、11ヵ月でほぼ健康値に戻っています。

◆Hさん（61歳男性・実施11ヵ月）のデータ

〈身長〉168・0
〈体重〉104・2　↓　63・9
〈血圧〉177／109　↓　128／89

〈HDLコレステロール〉39 → 55（40～70）
〈LDLコレステロール〉194 → 146（63～139）
〈中性脂肪〉856 → 139（33～149）
〈AST（GOT）〉237 → 36（13～37）
〈ALT（GPT）〉270 → 41（8～45）
〈γ-GTP〉186 → 47（男12～49）
〈空腹時血糖値〉217 → 100（70～110）
〈HbA1c〉12・8 → 5・2（4・8～5・8 ※JDS値）

スタート時にはいい数値がひとつもなく、γ-GTPが180台、中性脂肪が800台などと天文学的なレベルにありました。肝臓も肝硬変になりかけで、基準範囲をはるかにオーバー。HbA1cも12・8でしたから、さきほども書いたように、医師によっては問答無用で即入院・即加療の措置を指示するような状態です。

このレベルになると、TさんやFさんとは違って、こちらも慎重にならざるを得ない部分があります。なぜなら、このままいけば数年後に生きていられるかどうかもわからないほど悪い状態だから。しかし、真剣にMEC食をやってくれさえすれば、おのずと数値も下がってくるとわかっていますので、多めに通院していただいて様子を見ます。

　すると、γ－GTPも中性脂肪も難なく下がってくれ、順調に体重も落ちました。その努力の結果、ほぼ1年で健康体を手に入れられたのです。まだLDLコレステロールだけが基準範囲を少しオーバーしていますが、やがて下がるはずです。

「病院に行ったら、酒をやめろといわれるに決まってます。肉や揚げ物をやめるのも勘弁してほしかった。それがどうしても嫌だったから、ずっと受診しなかったんです」とHさんはおっしゃっていましたが、MEC食はアルコールも肉もOK。そのことが、Hさんを死の縁から生還させたといっても過言ではないでしょう。

米英ではすでに認可された治療法

　こうした実績は、以上の3人の例にとどまりません。MEC食はきわめて楽な方法でありながら、血液検査の数値がおしなべて改善するとともにダイエットもでき、糖尿病や高血圧のある方は薬をやめたり減らしたりできてしまうのです。

　なぜなのでしょうか？

　これについては、きちんと科学で証明することができます。従来の理論――肉や脂を控えて、野菜と穀物を中心にした食事――とは正反対ですが、ご心配には及びません。なぜなら、従来の医学や生理学や栄養学の理論がとても科学とは呼べない代物だったからです。

それなのに、2013年の時点では、厚生労働省も日本糖尿病学会も未だ低炭水化物食(糖質制限食)を認可していません。同学会は、12年5月の総会でいったん認めたものの、どういうわけか撤回してしまいました。

しかし、すでに米英の糖尿病学会では、糖質制限食が標準治療の一選択肢として正式に認可されています。したがって、日本でも早晩同じ決定があると思われます。

糖質制限食が間違いだとしたら、従来の医療ではどうやっても減らせなかった体重や、下げられなかった血糖値が、なぜ下げられるのでしょうか？　毎日何錠も飲まされていた薬が、なぜ簡単に不要になるのでしょうか？

私の生活習慣病外来にいらっしゃった3000人の方々は、薬も使わず運動もせず、カロリー計算もせずに軽々と健康を手に入れました。私は、厚生労働省や学会が出すガイドラインより、自分の手元にあるデータのほうを信じます。健康を手に入れ、薬から解放されて喜ぶ患者さんたちの笑顔を見ていたいと思います。私のいる沖縄県は都道府県別肥満率が日本一で、新規透析導入も日本一。医師として、見て見ぬふりはできない状況ですので、目の前の体重や血糖値を下げることが何より先決だと考えています。

西洋医学は、薬を使って病気を治そうとします。もちろん有効な点も多いのですが、出しすぎの側面があることも否めません。それを使わなくても治せる病気や体調不良があるなら、薬など使わないほうが体の負担も少なくていい。

それには、ＭＥＣ食以外の方法はありません。

ちなみに、さきほどの３人のうち２人めに紹介したＦさんの手荒れ（主婦湿疹）の改善には、ＭＥＣ食に加えてスーパーで普通に売っている、ある油脂の力を借りています。それが何であるかは、本書の後半まで秘密にしておきましょう。

食べ物だけで変わった20の実体験

ＭＥＣ食を実践される方の多くは、ダイエットまたは生活習慣病改善を主目的としています。その効果のほどは、前の項でご紹介した３人の検査データでおわかりいただけたことでしょう。さらにうれしいのは、いつの間にか主目的以外のさまざまな体調不良も改善してしまうオマケがついてくることです。

ひとくくりにすれば、「不定愁訴の改善」です。不定愁訴とは、わざわざ病院を受診するほどではないけれど、どこかがしっくりしない体調不良の総称。代表的なものとして、片頭痛・倦怠感・めまい・腰痛・肩こり・冷え性・生理痛などがあります。ＭＥＣ食を実践すると、これらがいつの間にか改善するケースがとても多いのです。

あくまで患者さんの主観ですし、効果には個人差もあります。しかし、こういったことが現実に起きていることは確か。そうした方々の体験談をいくつか集めてみましたので、ぜひ耳を傾けてみてください。必ず、どれかが参考になるはずです。

何度か、文中にBMIという単語が登場します。これは体格指数のことで、次の計算式によって求められ、男女とも22が標準値とされています。

【BMIの求め方】

体重（キログラム）÷身長（メートル）÷身長（メートル）＝BMI

〈例〉身長160センチ、体重64キログラムの場合

64÷1・6÷1・6＝BMI25

◆ケース1　49歳男性・会社員

体重が90キログラム近くになった45歳の頃から、朝の寝起きがつらくなりました。午後も眠くてたまらず、得意先回りをするときに電車を乗りすごした経験が何度もあります。とにかく眠くて、会社のデスクで居眠りしてしまうこともたびたびありました。

私のそんな状態を見た上司にMEC食をすすめられ、やってみたら1ヵ月で4～5キログラムずつ減り、４ヵ月後には72キログラム。現在は開始して16ヵ月で、68キログラム前後で安定しています。

妻に聞いた話では、太っていた頃は睡眠中のいびきがひどかったのに、今はまったくないそうです。夢も見なくなり、朝の目覚めがスッキリです。

〈渡辺より〉おそらく、肥満による睡眠時無呼吸症候群だったと思います。それがＭＥＣ食で痩せたことで改善されたのでしょう。

◆ケース２　44歳女性・主婦

４年前から糖質抜きの食生活をしています。最初の１年半ほどで60キログラムから49キログラムに減り、その後は太ることもありません。体調面では片頭痛が消え、めまいや立ちくらみもなくなり、ぐっすり眠れるようになりました。

渡辺先生の本を読んでからはさらに理解が深まり、たんぱく質と脂質を「がっつり」と食べるようにしたためか筋肉がついて、体幹がずいぶん強くなったようです。趣味の社交ダンスでは、練習中に息切れすることがなくなり、スタミナがついたと実感できています。パートナーの男性も、「動きにキレが出てきたね」といってくれています。

〈渡辺より〉40代でも50代でも、それ以上の年齢でも筋力アップは可能です。それには、この方のように「がっつり」と食べることが大切です。

◆ケース3　48歳男性・歯科医

患者さんの指導に、渡辺先生の理論を導入しています。近年は歯周病の方が本当に多く、患者さんの大半が罹患しているといっていいほど。これまで、歯科的な治療をいくら頑張っても、血糖値が高い人の歯周病はなかなか治せなかったのですが、肉・卵・チーズの大切さを理解して実践してくださった患者さんは、短期間ですこぶる状態がよくなります。

MEC食の効果は、体の健康はもちろん口内の健康にも顕著に表れるのです。私自身も実践し、ベルトの穴ふたつ分痩せるとともに倦怠感がなくなり、全体的に健康状態がよくなったことを明確に実感しています。

〈渡辺より〉歯周病は、第5・第6の糖尿病合併症ともいわれます。医科と歯科との連携には難しい面もありますが、考え方の柔軟な歯科の先生が増えてきたことは本当にうれしいかぎり。この先生の医院の近くに住む患者さんはラッキーですね。

◆ケース4　37歳女性・会社員

MEC食を実践して1年3ヵ月たちました。体重は、58キログラムから54キログラムに減ったですけど、それでBMI22なので満足しています。

いちばんうれしいのは、花粉症の症状が激減したこと。例年の春に比べて、薬を飲む量が4分の1で済んだのはMEC食のお陰だとしか思えません。軽い喘息と甲殻類アレルギーもあるのですが、隠れている微量なものを食べてしまったときの反応も少ないです。

〈渡辺より〉 十分なたんぱく質摂取をすると免疫系の乱れが是正されるので、アレルギー症状が改善する方は少なくありません。多くの場合、薬もいらなくなります。

◆ケース5　36歳男性・グラフィックデザイナー

仕事柄、生活パターンがバラバラです。ヒマなときはいいのですが、納期が短い仕事が突然入ってきたりすると、1日20時間近く作業することもあります。

正直、よく嚙むのはかなり大変でした。でも、77キログラムになっていた自分の体が重くてたまらなかったし、気に入った洋服が着られなくなるのは絶対に嫌でした。

結果は、4ヵ月で無事に60キログラム台。それもうれしいのですが、MEC食をして仕事中の持久力が上がったことが、現実的にもありがたかったです。糖質制限の食生活をした方の多くが「集中力が上がった」という話をしますが、僕の場合は集中力と持久力の両方が一気に上がった感じです。

〈渡辺より〉知能と想像力を使う職業の方が効率アップをしたということは、それだけ脳が活性化した証明でしょう。高たんぱく質・高脂質食ならではの効果です。

◆ケース6　63歳男性・学習塾経営

小学生から浪人生までを指導しています。自分の糖尿病を克服して以来、生徒たちにも糖質摂取を減らすよう栄養指導も取り入れました。補食の卵料理を無償で提供し、浪人生はコンビニ食を禁止しています。

主食もそうですが、子どもたちはジャンクフードやスナック菓子の食べすぎ。飲み物も同じで、炭酸飲料や乳酸菌飲料などは砂糖の固まりのようなものです。それらをやめた結果、偏差値50だった子が短期間で64になるなど、成績アップが続出しています。世のお母さんたち、お子さんの成績アップには「肉・卵・チーズ」ですよ！

〈渡辺より〉糖質の多い食べ物や飲み物を過剰に摂取すると食後血糖値が乱高下して、眠くなる場合があります。アドレナリンが出てイライラしてしまうケースもあります。そんな状態では勉強に集中できるはずもありませんから、それらをやめた結果として成績がアップすることは大いにあり得ます。大人も同様で、昼食後の眠気やイライラから仕事でミスをしたりすることがあります。こんなふうに、食事は日常生活と深くかかわっています。

◆ケース7　54歳男性・会社員

趣味で山登りをしており、たいていは行動時間8～10時間、標高差1500メートルほどのルートを行くケースが多いです。かなり体力を消耗しますので、登山後には体重が3～5キログラムほど落ちてしまい、それを数日でリバウンドさせるくり返しでした。

しかし、MEC食を実践して10キログラム以上痩せてからは逆にスタミナがアップし、予定より距離を延ばして歩けるようになりました。当然かもしれませんが、登山後にリバウンドすることもいっさいなく、自分の体力と健康度のアップを強く実感しています。

〈渡辺より〉定期的に運動している方は、体の変化がわかりやすいという好例です。筋力・体力ともに、ずいぶん強化されたのではないでしょうか。

◆ケース8　24歳女性・派遣社員

子どもの頃から自律神経失調症で体がだるく、低血圧で青白い顔をしているのがコンプレックスでした。また、ぽっちゃりした自分の体形が嫌いでどんどん内向的になり、年齢イコール彼氏いない歴の典型的な非モテ女でした。

そんな私が、MEC食をやって5ヵ月で60キログラムから53キログラムに。少し気持ちも前向きになれたと思ったら、彼氏ができちゃいました。

〈渡辺より〉理想的な体重になってきれいになったことと、たんぱく質の特異動的作用（SDA）との相乗効果ですね。栄養状態がよくなると、体重だけでなく心も軽くなります。SDAは食事誘発性熱産生（DIT）ともいうもので、後ほど詳しく説明します。

◆ケース9　31歳女性・会社員

仲よしのアラサー女子社員10人でMEC食をやっています。前に糖質を抜くだけの方法も流行して、何人かはダイエットに成功したのに、半分ぐらいは脱落した経験があったのですが、MEC食では誰も失敗しませんでした。

半年ちょっとでいちばん多く痩せた子が8キログラム減、少ない子が3キログラム減です。3キログラム減の子は元が51キログラムなので体重は少ししか変化していませんが、ヒップがキュッと上がって姿勢もよくなり、制服のスカートが9号から7号になりました。

全員一致で感じている効果は、美肌。女性ホルモンの関係からか、多かった経血の量が減り、楽になった子もいます。ほかにも、むくみに悩んでいた子はそれがなくなり、かかとの角質化や脚の皮膚のかさつきに悩んでいた子は、パンティストッキングが伝線しなくなったといっています。

私は54キログラムから49キログラムになれて大満足です。欲をいえば45キログラムぐらいが目標なんですが、アラサー女子がそこまでやっても意味ないかなと思うので。

〈渡辺より〉若い女性を見ていて心配なのが痩せすぎ。ある意味、太りすぎと同等かそれ以上に危険ですから、最低でもBMI18・5以上であるように。

◆ケース10　35歳女性・管理栄養士

私自身に糖代謝異常（糖尿病の前段階といえるもの）があり、食後3〜4時間後に手の震えやめまいを伴う低血糖症状を起こすこともしばしばでした。それは糖質摂取を控えることで抑えられ、またMEC食の理論も付加し、ずいぶん楽になりました。

でも心配なのは、勤務先の病院に入院・通院されている糖尿病の患者さんたちです。立場上、頭の固い内科のドクターたちに本当のことをいいたいのに切りだせない自分が、とても情けなくて悲しいです。もうじき転職するかもしれません。

〈渡辺より〉糖質制限は医学界ではまだまだマイナーですから、仕方がない部分はあります。一刻も早く、世の中の認識が改められることを祈るばかりです。

◆ケース11　63歳女性・主婦

8ヵ月ほどで66キログラムから56キログラムになり、10キログラム痩せました。それと同時に、イライラすることがなくなり、禁煙もできました。卵やチーズを食べた後には体の内側からポカポカしてくるのを感じます。それが、すっごく気持ちいいです。

〈渡辺より〉たんぱく質を食べると、代謝がアップして体温が上がります。血糖値の乱高下がなくなると、メンタルが安定します。ふたつのことが重なりましたね。

◆ケース12　27歳女性・ホテル勤務

子どもの頃から体が弱くて、アトピーや過敏性大腸炎に悩み続けており、めまいや立ちくらみもよくあります。それらが全部、MEC食で軽減されました。体形もスリムになって、54キログラムから48キログラム。2～3ヵ月ないことが多かった生理がきちんとくるようになり、風邪もひかなくなりました。

〈渡辺より〉おそらく、高たんぱく質の食事がホルモンバランスや代謝の乱れなどを直してくれたのでしょう。自己免疫系の疾患が改善する方も、とても多いです。

◆ケース13　40歳男性・自営業

男のくせに、私はスイーツが大好きです。1日にドーナツやエクレアを5個なんて、当たり前のように食べていました。その結果、38歳で100キログラムを超え、境界型糖尿病と診断されました。それが半年間のＭＥＣ食で、一気に20キログラム減って服薬もなし。

ところで、体重が減ったのは納得できますが、食欲がなくなったり、甘いものが欲しくなくなったりするのはなぜですか？


〈渡辺より〉必須栄養素が豊富な肉・卵・チーズをたっぷり食べたことで、脳が満足したからです。反対に、野菜や穀物ばかり食べている人は栄養不足に陥るため、すぐに空腹を感じてドーナツなどが食べたくなるのです。

◆ケース14　41歳女性・飲食店経営

私は１５６センチ、53キログラムでしたから、とくに太っていたわけではありません。でも、年齢とともに下がってくる贅肉が何とかならないかと、試しにＭＥＣ食をやってみました。当たり前と笑われるかもしれませんが、３〜４ヵ月ほとんど体重は変わりませんでした。でも、肌に張りが出て赤ちゃんみたいにスベスベになり、お通じも順調そのもの。そうしたら、半年後に突然51キログラムになり、その後も1年間ずっと維持できています。よく割れていた爪が割れなくなり、夏でも毎日使っていたリップクリームもいらなくなりました。美容師さんには、髪質が別人のようによくなったといわれています。

効果を最も感じているのは、〝潤い〟です。今の若い女性風にいえば女子力が上がったというか、女である自分を再確認できたというか……。いい年のおばさんがいうのは変ですけれど、きれいになった自分を男性にほめてもらいたいような気分で毎日ウキウキしています。体重は2キログラム減っただけですが体がすごく引き締まり、洋服は全部ゆるくなりました。それでいて、ブラジャーのカップサイズはひとつアップです。

〈渡辺より〉 前の例で生理の悩みが改善したとありましたが、女性の体験でよく聞くのは、肌に張りが出てスベスベになり、バストアップやヒップアップもすること。美容効果もあるMEC食は、女性にとっていいことばかりです。

◆ケース15　52歳男性・医師

趣味でランニングをしています。長距離走にはカーボローディング（マラソン選手などが競技前に糖質の多い食事をすること。それをしておくと、30キロメートル過ぎの急激な体力低下が起きないとされる）がずっと常識とされてきましたが、私自身は高たんぱく質・低糖質の食事にしてからのほうが体は楽ですし、実戦での記録も伸びています。肥満や糖尿病の治療にはMEC食がベストだと私も確信していますので、アスリートがどうすべきかについては今後も研究していくつもりです。

〈渡辺より〉 残念ながら、私はスポーツ医学には詳しくありませんが、種目ごとに最適の食事はあるはず。それを今から若い選手に適用すれば、6年後の東京オリンピックも盛り上がるのではないでしょうか。

◆ケース16　29歳女性・アルバイト

90キログラムもある醜い自分が嫌いで、糖質制限を指導するダイエット外来に通って15ヵ月後に59キログラムになりました。

私には、通っていた病院がもうひとつあり、それは心療内科です。3年前、体調を崩して会社を辞めた私は、うつ病と診断されていました。でも、痩せて元気になったら、心のほうも不思議なぐらい楽になって、アルバイトも始められました。

〈渡辺より〉 私の外来にも、うつ病がよくなった方が何人もいます。長引くことが多い病気なので、なるべく早くMEC食が広まってくれるといいと願っています。

◆ケース17　60歳男性・自営業

高血圧と痛風で、渡辺先生のクリニックに通いました。ビールと痛風は関係ないと聞いて驚きましたが、おっしゃるようにMEC食をやってみたら見事に完治。あの激しい痛みから解放されただけでハッピーなのに、200以上もあった血圧が120台になり、おまけに体重も7キログラムぐらい減って感動しております。

〈渡辺より〉 痛風は、尿酸値が上がることによる病気。その原因としてプリン体がよくいわれていますが、お酒に含まれているのは微量なので大した影響はありません。尿酸値に問題がある場合には、特に努力をしなくてもMEC食だけで下げることができます。

◆ケース18　56歳女性・医師

医師になって30年、カロリー制限と運動での生活習慣病指導を行ってきましたが、それではパッとした効果が出ないことはわかりきっていました。いくら後悔しても後悔しきれないのですが、MEC食の存在を知ったのはつい最近のこと。まずは自分でやってみたら2ヵ月ですんなり6キログラムも痩せて体調がよくなり、即座に診療に取り入れました。さっそく結果が出て、患者さんたちに喜んでもらえています。

〈渡辺より〉 少しずつですが、全国にこういう先生が増えてきました。患者さんも医者も、自分でやってみればすぐに効果を実感できるのがMEC食の特徴です。

◆ケース19　45歳男性・会社員

実践して1年3ヵ月で、100キログラムから65キログラムに減りました。11以上あった

ＨｂＡ１ｃが半分の５％台、５００もあった中性脂肪は5分の1の１００です。数値も体形も満足でいうことなしですし、駅の階段をかけ上がっても息切れしないことに驚いています。しかも痛飲した翌日の二日酔いがなく、食後の胸焼け（逆流性食道炎）の症状もスッパリとなくなりました。

〈渡辺より〉 肝機能が改善されて、アルコール分解能力も上がったのでしょう。しかし、くれぐれも「〆のラーメン」に手を出されることのないように。

◆ケース20　42歳女性・会社員

5年前に糖質抜きダイエットを実践して、1年ちょっとで90キログラムから70キログラムまで減りました。でも、そこからはいくらやっても停滞して減らせませんでした。それなのに、去年から肉・卵・チーズのＭＥＣ食をやってみたら体重が減り始め、63キログラムに。よく噛むせいか小顔になり、目標の50キログラム台までもうすぐです。

〈渡辺より〉 そのとおり。よく噛むことが、顎や顔面の筋肉のエクササイズになり、1ヵ月もすれば誰でもほっそりとしてくるのを実感できるはずです。

さまざまなタイプの感想をランダムに列挙してみましたが、いかがでしたか？

ここに登場しただけでも、快眠、体力アップ、歯周病、花粉症やアトピーなどのアレルギー症状、片頭痛、めまい、立ちくらみ、持久力アップ、集中力アップ、子どもの成績アップ、低血糖症、イライラ、アトピー、快便、うつ、高血圧、痛風、胸焼けなど、さまざまな面での効果や症状の改善が実感できていることがわかります。美肌、小顔、生理不順改善、バストアップにヒップアップという、女性にうれしい話題もいくつかありました。

このように、多種多様なバリエーションが期待できるのがMEC食の副産物。それぞれが独立しているように見えながら、たとえば快眠が集中力アップや成績アップにつながったり、片頭痛や生理痛の改善でイライラが薄らぐといった相乗効果があります。

体調の改善は、人を明るく活発な性格に導き、行動的な人生を送れるようにしてくれます。すべては前向きであり、後ろ向きになる要素などひとつもありません。

それがなぜかといえば、これまで「間違った食事」をしていたせいで乱れていた体調が、「正しい食事」をしたことによって調整・修正されたから。体のどこかがひとつよくなれば別のひとつがよくなるという好循環の波に乗れ、たんぱく質の作用とあいまって精神的な安定にもつながるのです。

では、ある意味で万病の元ともいえる肥満は、どうして起きるのか。そのメカニズムについて、お話ししましょう。

ヒトを太らせる「肥満ホルモン」

前述のとおり、現在、日本人の３人に１人がＢＭＩ25（１７０センチで72・25キログラム、１６０センチで64キログラム）を上回る肥満の状態にあります。その最大の原因が何かといえば、やはり食生活の乱れにあると考えるのが妥当でしょう。

ちょっと余談になりますが、以前あるテレビ番組を見ていて、面白いことに気がつきました。それは昭和30年代のニュース映像を延々と流す番組だったのですが、画面に映っていた何百人もの人たちの中に、肥満とおぼしき人がひとりもいなかったのです。たとえば、国産旅客機ＹＳ－11の開発ドキュメンタリーに登場した研究者や技術者の大半は中年男性だったのに、ほぼ全員が細めといっていい体形でした。

それから50年、今や立派な体格の人を街で見かけない日はありません。再びテレビの例で恐縮ですが、以前見たお笑いタレントの登竜門のような番組に出演した無名の若手芸人さんたちは、半数以上が肥満ではないかと思える体形をしていました。

50年前の日本には、24時間営業のコンビニも外食チェーンもありません。甘い炭酸飲料やジュース類をガブ飲みする人も、今ほどいませんでした。普通に考えて、現代の若手芸人さんたちはしょっちゅうコンビニや外食チェーンのお世話になっているはずですから、どうやらそのあたりにも現代人の肥満の一因がありそうです。

　では、ヒトはいったいどのような食事をすると肥満になるのでしょうか？　それを正しく読み解くポイントは、人体の栄養吸収の仕組みにあります。

　ヒトが食事をすると、食べたものは食道を経て胃に入り、腸へと進みながら消化・分解・吸収のプロセスをたどります。このとき、人体にとって重要とされている3つの栄養素（たんぱく質・脂質・糖質）の中で、実は糖質だけが特別扱いをされます。

　この特別扱いは、人類が地球上に誕生して以来700万年の長きにわたる進化と生存競争の中で身につけ、DNAにも刻まれたプログラム。ところが残念ながら、そこには私たちを肥満に導くコードがくっきりと書き込まれているのです。

　糖質の役割は、人体のエネルギーになること。胃腸で消化・分解された糖質は、ブドウ糖という最小単位になって吸収され、血流に乗って全身の細胞へと運ばれます。その一連のプロセスの中で、人体は糖質だけに特殊な手続きを課しています。ブドウ糖は、それ単体ではほとんどの細胞に入り込めないのです。

　なぜなら、危険な異物などが混入したりしないように、細胞には厳重なブロックがかけられているから。そこで、ブドウ糖を含む食品が摂取されたことを感知した人体は、ブロックを外す通行手形をもったインスリンというホルモンを分泌し、ブドウ糖に同行させて細胞に取り込ませる仕組みを用意しています。

インスリンは膵臓のβ細胞でつくられているホルモンで、普段でもごく微量が血中を漂っています。ところが、食事で糖質が摂取されたのを感知するやいなや大量に追加分泌され、ブドウ糖を細胞に運び入れます。いい換えれば、それによって一気に上がった血糖値（血中のブドウ糖量）を下げる役割を果たすのです。

ちょっとややこしいので、ここまでをまとめます。

①食事で糖質を摂取すると、消化・吸収されたブドウ糖が血中に大量に放出される。
↓食後血糖値が上がる。
②膵臓がインスリンを追加分泌し、ブドウ糖を細胞に送り込む。
↓上がった食後血糖値が下がる。

吸収されたブドウ糖の一部はグリコーゲンに変えられて肝臓や筋肉にストックされますが、大半はエネルギーとして脳や筋肉の活動に使われます。何もしないでじっとしていても、心臓が鼓動したり、肺で呼吸したりするエネルギー源が不可欠だからです。

ところが、ここでちょっとした問題が起きます。摂取した糖質がすべてエネルギーとして使われるなら何ら問題はないのですが、たいていは使いきれずに余ってしまいます。ここに、私たち現代人が肥満になる原因があります。

余ったブドウ糖は、筋肉も内臓も受け取ってくれません。そこでインスリンは、せっかく摂取したエネルギー源を無駄にするのはもったいないとばかりに、今度は別の貯蔵庫にせっせと運び入れます。

その貯蔵庫こそが、脂肪細胞です。ブドウ糖を受け取った脂肪細胞は、それを中性脂肪に変えてどんどん巨大化していきます。おなかや腰のまわりにたっぷりとついた贅肉のもとは脂肪だと思うかもしれませんが、それは誤解。体脂肪の材料はブドウ糖であり、これがヒトを肥満にする唯一のメカニズムです。

なぜ、糖尿病に進行するのか

問題は、それだけではありません。

この状態が長期間続けば、いくら膨大な貯蔵量を誇る脂肪細胞とはいえ、いつしか限界を迎えてしまいます。インスリンが強引にこじ開けようとしても、頑として応じてくれませんか。するると、行き場を失ったブドウ糖は血中にあふれているしかなくなり、そのまま血糖値が高い状態が続く——これが、糖尿病の主たる症状です。

血糖値が下がらないのですから、膵臓は能力以上のインスリン分泌を課せられます。膵臓もその指令に応じて、しばらくの間はフル回転で頑張ります。ところが、いくら頑張っても血糖値はいっこうに下がらない……。そこで膵臓がどうするかといえば、そのうち職務を放棄してインスリンを出さなくなるのです。一度そうなってしまえば、抜け落ちた永久歯と同じで、膵臓の機能が回復することはありません。

③余ったブドウ糖は、中性脂肪に変えられて脂肪細胞にストックされる。
↓脂肪細胞がどんどん太り、体重も増えて肥満になる。
④脂肪細胞にも受け入れを拒否されたブドウ糖が血中にあふれてしまう。
↓糖尿病の発症。そのうち、膵臓の機能も失われる。

健康な方は、①と②だけで糖質の代謝を解決できます。ところが、それが長期間続いて膵臓が悲鳴を上げ始めると、その悲鳴はほかの臓器にもこだましていきます。肝臓や腎臓は疲弊してしまい（肝硬変・腎不全）、糖分たっぷりのドロドロ血液によって血管内壁も傷つけられ（動脈硬化）、神経もまいってしまいます（神経障害）。

さまざまなホルモンも分泌され、同時にそのホルモンを打ち消す役割のホルモンが分泌され、さらにはホルモンの働きをサポートするホルモンも分泌され……という交通渋滞のような混乱が生じ、それらを供給する副腎や甲状腺の機能も損なわれていきます。ビタミンやミネラルも大量に消費され、人体は疲労の極致に襲われます。体がボロボロなのですから、心にも悪影響を与えてしまいます。

こうなってしまうと、もう手がつけられません。「糖尿病は、それ自体よりも合併症のほうが怖い」などといわれるのは、このためです（詳しくは、第5章で述べます）。

インスリンが発動する仕組みは、体内でブドウ糖になる糖質を食べたときだけの特殊なもので、たんぱく質や脂質を食べても起こりません。つまり、たんぱく質や脂質を食べても、それが脂肪となって細胞に組み込まれることはないのです。

ヒトが太る原因の真犯人は糖質であり、これまでずっと犯人とされてきたたんぱく質や脂質は、濡れ衣を着せられていただけでした。インスリンに「肥満ホルモン」という別名がある理由は、ヒトを太らせる働きをするからです。

まとめると、

●食後血糖値を上げるのは、糖質だけ。

●たんぱく質や脂質では、食後血糖値は上がらない。

ということです。

最大の予防は「糖質オフ」

では、どうすれば肥満にならずに済むのでしょうか？

どうすれば、糖尿病などのメタボリックシンドロームを予防できるのでしょうか？

答えは、「インスリンを追加分泌させないこと」。そのためには、血糖値を上げないことが必須であり、とどのつまりは「糖質を含む食品を食べないこと」です。

なお、ブドウ糖と同じ単糖類に、果物に多く含まれる「果糖」があります。果糖の代謝経路はブドウ糖とまったく異なっており、摂取しても血糖値を大きく上げることはほとんどありません。ただし、肝臓で変換されて最終的には中性脂肪になるので、たくさん食べれば太る原因になるという点ではブドウ糖と同じ。しかも、脂肪肝のリスクもあります。

脂肪肝といえばお酒の飲みすぎと考えがちですが、それればかりではありません。昨今では、非アルコール性脂肪肝（ＮＡＳＨ）が注目されており、その原因として糖質が考えられているのです。

図表2は、境界型糖尿病（糖尿病予備軍）の方の食後血糖値を表したもの。ご覧になれば

図表2 食品別に見る食後血糖値変動の一例

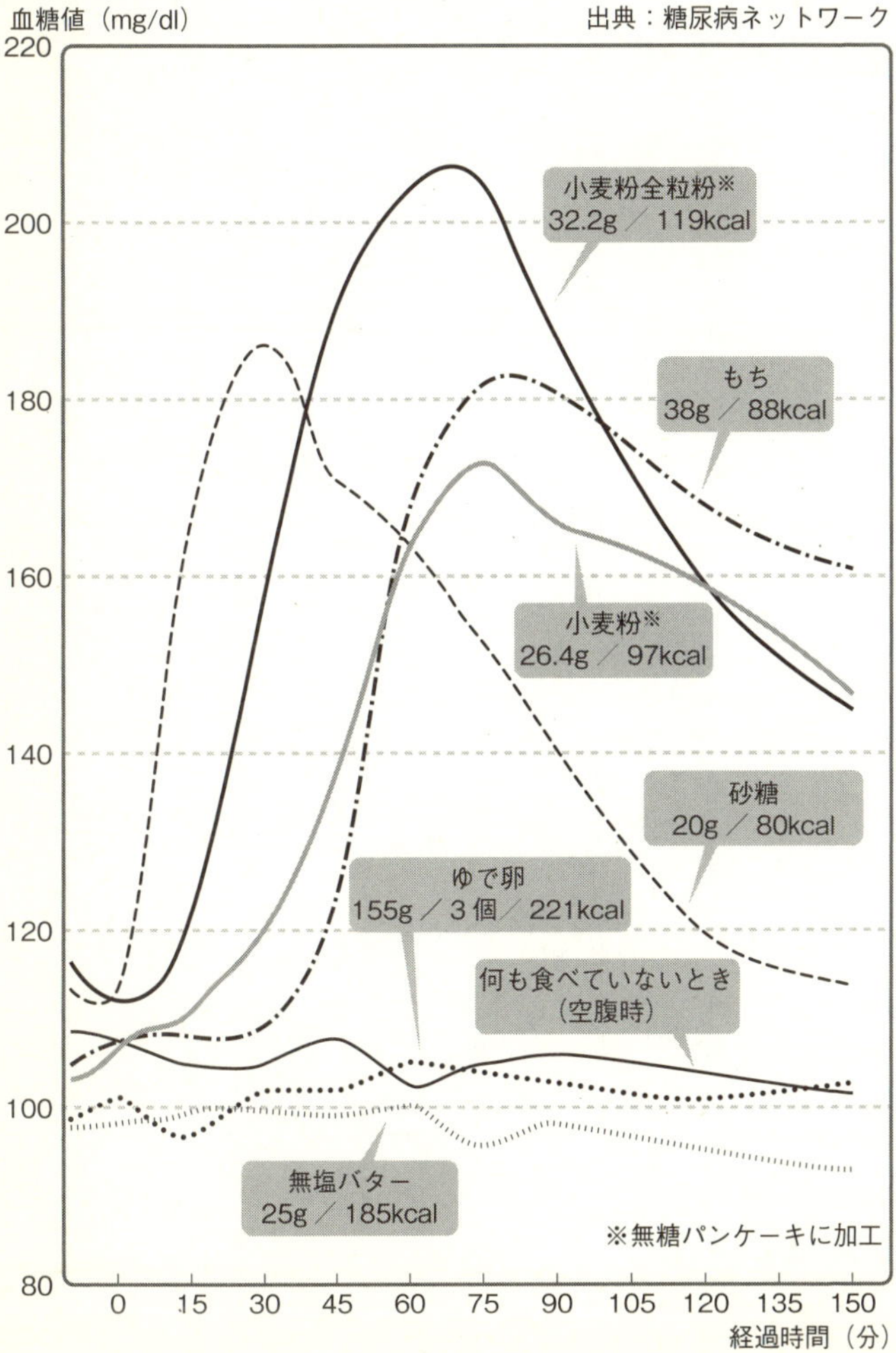
血糖値（mg/dl）
出典：糖尿病ネットワーク
220
200
180
160
140
120
100
80
小麦粉全粒粉※
32.2g／119kcal
もち
38g／88kcal
小麦粉※
26.4g／97kcal
砂糖
20g／80kcal
ゆで卵
155g／3個／221kcal
何も食べていないとき
（空腹時）
無塩バター
25g／185kcal
※無糖パンケーキに加工
0
15
30
45
60
75
90
105
120
135
150
経過時間（分）

一目瞭然ですが、糖質を多く含む食品4種類（小麦粉全粒粉・小麦粉・もち・砂糖）とたんぱく質・脂質を多く含む食品2種類（ゆで卵・無塩バター）とを比較すると、両者が描くラインは別世界といっていいほど異なっています。

糖質の多い4食品が食後血糖値を大きく上げているのに対し、ゆで卵と無塩バターは空腹時のラインとほぼ同じ。特に注目すべき点はふたつあり、まずは砂糖が摂取直後から一気に血糖値を上げるのに対し、もちは45分後からやっと上がっている点（それだけ消化に要する時間が長い）。次に、小麦粉は全粒粉でも精製粉でもさして変わらず、どちらも大きく数値を上げている点です。

これだけ食後血糖値が上がれば、膵臓はフル回転してインスリンを大量分泌します。つまり、これらの食材（糖質）を食べ続ければ、いつか肥満や糖尿病になる可能性が大だということ。対して、卵やバター（たんぱく質・脂質）では血糖値が上がらないためインスリンも分泌されず、肥満や糖尿病のリスクはほぼゼロだということです。

以上の事実からもわかるように、極端な大食ではない常識の範囲内でなら、たんぱく質や脂質を食べても太ることはありません。「肉や脂を控える」という「ヘルシーな食事」や「カロリー制限」の概念は、まったく根拠のないものだったのです。

第3章　「カロリー制限食」は間違いだらけ

「久山町研究の悲劇」が示すもの

ＭＥＣ食は、人々を健康にします。しかし、肉や脂を控えて野菜と穀物をたくさん食べる「低カロリーでヘルシーな食事（カロリー制限食）」では私たちを健康にできず、肥満や糖尿病などを増やすばかり。それらを起点に、次々とドミノ倒しのように重い病気になってしまう可能性も高く、人体にとって大きなリスク要因になります。

といっても、長い間にわたって「野菜＝ヘルシー」と刷り込まれてきたみなさんの頭の中はまだ疑問符だらけだと思います。そこで、残念ながらカロリー制限食による健康被害が現実のものとなってしまった、日本の医学研究のエピソードをご紹介しましょう。九州大学が中心となり、現在も福岡県糟屋《かすや》郡久山町《ひさやままち》の町民とともに進められている「久山町研究」という世界的プロジェクトでの出来事です。

久山町は、福岡市の東に隣接する人口８４００人（２０１０年）ほどの小さな町。全国的には無名かもしれませんが、医学の世界ではすこぶる名高い存在です。というのも、この町を舞台として実施されている疫学《えきがく》研究（特定の集団を対象に、病気の原因や状態を継続して調べること）が、１９６１年から現在まで50年以上も続く大規模なものだからです。

研究には40歳以上の町民全員が参加し、診療や健康診断などのデータがすべて蓄積・解析されます。データの追跡率は99％以上（追跡不能になったのは3名のみ）といいますから、精度の高さもトップレベル。これほど長期かつ大規模な疫学研究は世界でも類を見ないため、「ヒサヤマ・スタディー」は日本の医学界の誇りともいわれています。

この研究の素晴らしい点はいくつもありますが、特筆すべきは剖検（解剖）を承諾している人の割合が80％以上と高いこと。追跡率がほぼ完璧であるとともに、剖検率がこれほど高いことも、久山町研究におけるデータの信頼性につながっています。文字どおり、町民の方々はそれほど献身的なのです。

当初の研究目的は、日本人の死因上位を占めていた脳卒中や心臓疾患などの疾患が、環境にどう影響されているかということでした。しかし、研究がどんどん進むにつれて内容も多様化していき、２００２年からは遺伝子レベルの解析も実施されています。対象とする疾患も増え、生活習慣病全般が考慮されるようになりました。

関連の論文やレポートなどを読むと、研究者が真摯な態度でテーマに取り組み、町民も熱心に応えていることがよく伝わってきます。ひとつの研究機関がひとつの町の健康づくりを丸ごと引き受けていて、両者の信頼関係もすこぶる良好のようです。

研究が始まった61年の日本は、高度成長の真っ盛り。全国が好景気に浮かれていく中、産業らしい産業のない久山町は地元一の名門大学に研究対象として選ばれたことを誇りに思い、町一丸となってプロジェクトへの参加を決めたそうです。

　ところが残念ながら、その思いはやがて裏切られる結果になります。というのも、町民を健康にするはずの研究が、反対に不健康に導いているという皮肉なデータが次々と出てしまったから。最も大きな問題は、肥満や糖尿病が著しく増加したことでした。

　スタート時の61年に7％だった男性（40歳以上）の肥満率は、02年には29％。女性（同）は、13％から24％に上昇しました。同時に高コレステロール血症と糖代謝異常も増え、たとえば糖代謝異常では、男性が61年の12％から02年に55％、女性は5％から36％にハネ上がっています（図表3〜4参照）。

男女とも全国平均より悪化

　糖代謝異常は、糖尿病の前段階といえるもの。すでにメタボリックシンドロームも進行していると考えられ、放置していれば必ず悪化していき、最終的には脳卒中や心筋梗塞などの恐ろしい病気へとつながります。自覚症状はまったくないのに、体は重篤な疾患になるリスクが高い、とても危険な状態です。

　糖尿病の有無を判定する「75グラム経口ブドウ糖負荷試験」は88年から導入され、その時点での有病率は男性15％、女性10％。これが14年後の02年では、男性24％、女性13％と、明

久山町研究における代謝性疾患の増加状況

図表3 40歳以上男性を対象にした調査

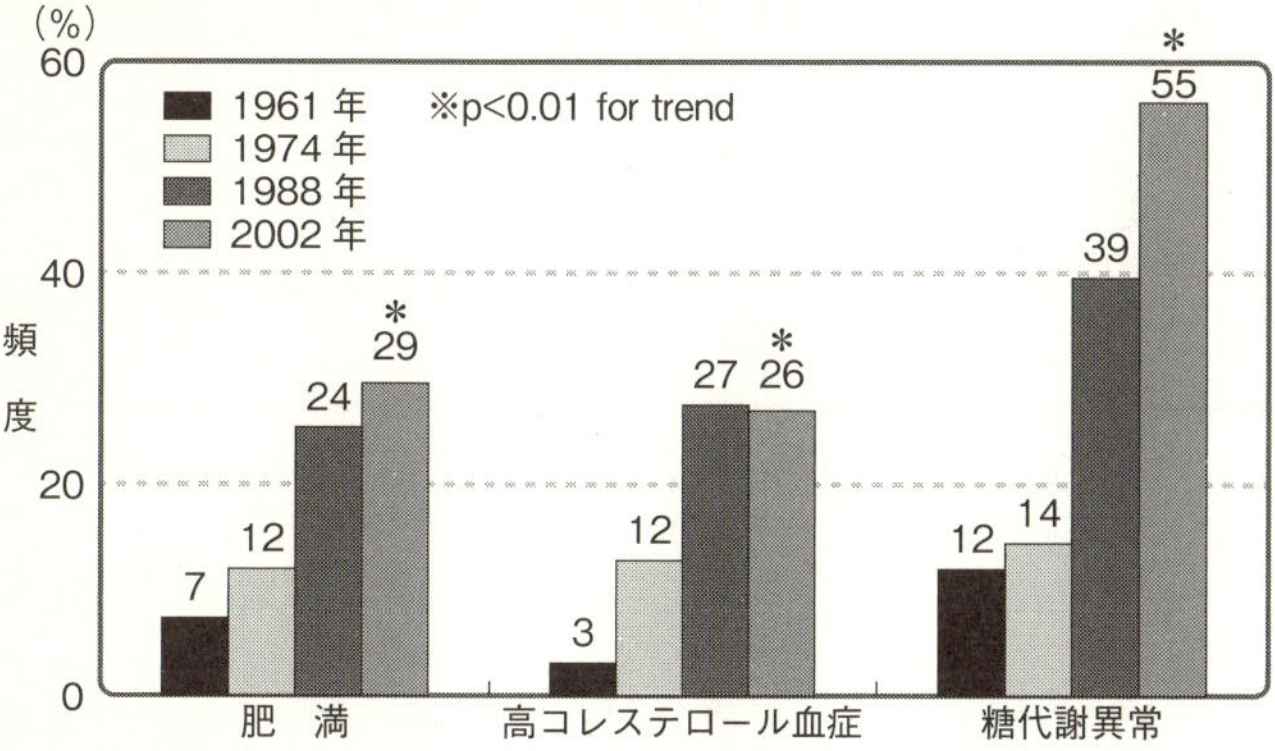

図表4 40歳以上女性を対象にした調査

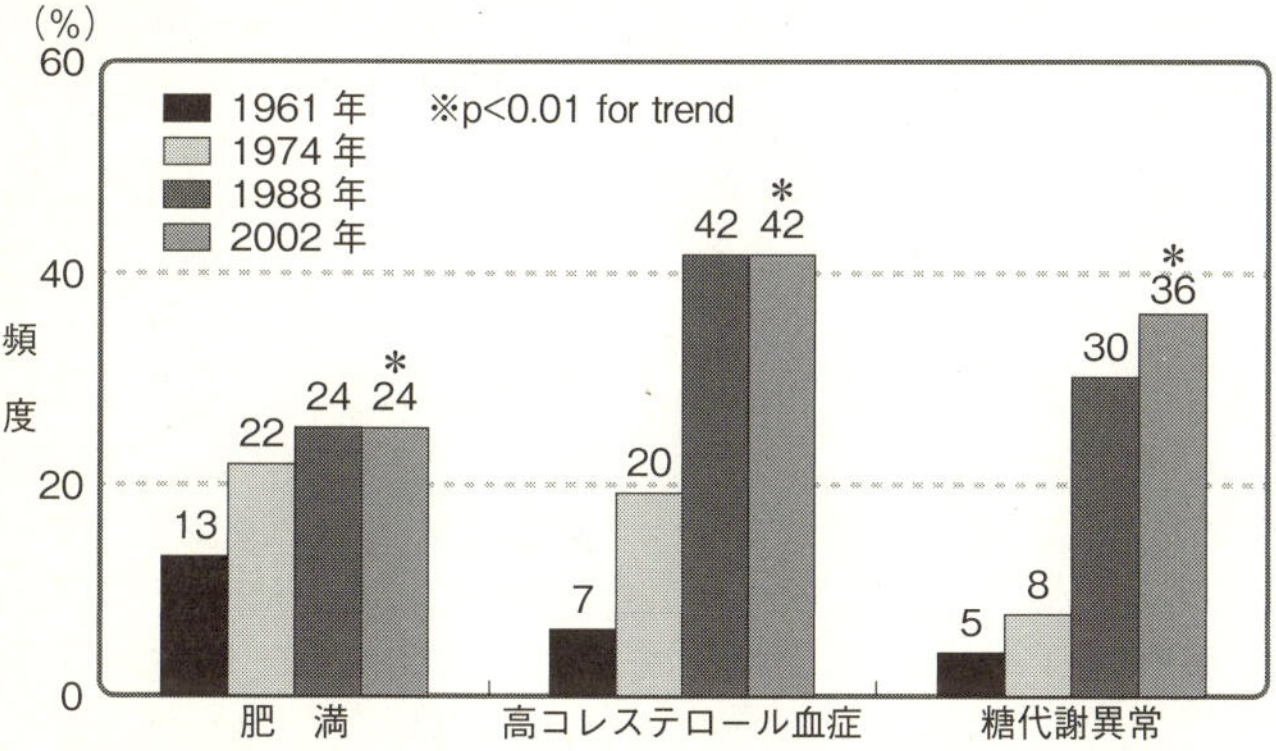

肥満：BMI25以上
高コレステロール血症：総コレステロール220mg/dl以上

Kubo M and Hata J,et al:Circulation 118:2672-2678,2008
出典：九州大学大学院ホームページ

らかに増加しています。02年の全国平均（男性）である15％と比べても、かけ離れて高い数値だといえます。

研究チームもこの結果を見過ごすことはせず、それぞれの患者さんに対する治療や指導を積極的に行いました。ところが、その努力は実を結ばないばかりか裏目に出てしまい、町民の健康を著しく悪化させる事態を招いたのです。

男性の55％、女性の36％に糖代謝異常があるというのは、驚くべき数値。どう見ても、指導のどこかが不適切だったとしか考えられません。研究責任者である教授が、「88年以後、運動や食事指導など手を尽くしたのに糖尿病は増える一方。どうすれば減るのか、最初からやり直したい」と語ったというエピソードにもうなずけます。

この久山町の町民に対して行われていた栄養指導こそ、私たち日本人の多くが「ヘルシー」と刷り込まれているのと同じ低カロリーの食事でした。そして、大学の指導を厳密に守った町民たちは知らず知らずのうちに肥満になり、糖尿病になっていったのです。まさに悲劇というべき、信じられない出来事が現実のものとなってしまいました。

とはいえ、こうした例は久山町にかぎった話ではありません。カロリー制限食は現在、いまだに日本のみならず世界中で栄養指導の主流だからです。

わが国ではこの20～30年のあいだ、肥満と糖尿病が右肩上がりの増加を続けました。その対策として、08年から特定健診・特定保健指導（いわゆるメタボ健診）が導入されたことは、みなさんの記憶にも新しいはず。そして、基準範囲から外れてイエローカードやレッドカードをもらった方たちには、必ずカロリー制限食の指導がなされるのがお決まりです。

ところが、そうした指導のどこかに間違いがあり、さまざまな病気をもたらしてしまうことが、久山町研究の結果からも明らかになりました。大学が実施した、精度の高い研究での結果ですから、この事実は動かしようがありません。

加えて、現在の糖尿病治療には、高糖質の食生活を指導して患者さんの血糖値を上げさせ、それを薬で強引に下げるという矛盾も存在しています。これは簡単にいえば、わざわざストーブで暖めた部屋でクーラーを回しているようなもの。体には、とても大きな負荷がかかってしまっているのです。

カロリーだけを基準に考えた食事法は、主食などの糖質がどれだけかを脇に置き、とにかく低カロリーであることだけを追求したものです。しかも、野菜や穀物中心の「ヘルシーな食事」では、人体の生命維持に必要な栄養が明らかに不足します。すると、いつの間にか体調を崩し、その体調不良はやがて糖尿病などの生活習慣病を助長し、じわじわと体を蝕んでいきます。生活習慣病には痛みや違和感などの自覚症状がほとんどないため、気づいたときには手遅れという状態になりがちです。

しかし、肉や脂を不健康な食品だとする刷り込みはあまりに根強く、専門家であるはずの医療者の多くでさえ今も信じています。そのせいで、健康になるためにと必死でカロリーを制限し、空腹を我慢している方たちが真っ先に不健康になっていく皮肉な現状は、一刻も早く是正されなければなりません。

私の目標は、久山町のような悲劇が全国で起き、人々が健康を害している現状を阻止することにあります。幸い、生活習慣病が悪化するには長い時間がかかりますから、治療だけではなく予防も含め、どこかのタイミングで救えるチャンスは必ずあるはず。みなさんのひとりひとりに届くまで、私は声を上げ続けていきます。

粗食・菜食は人を早死にさせる

久山町で実際に起きた、不適切な栄養指導による健康被害の話は、いささか衝撃的だったでしょうか。健康のためにと、大学の指導どおりの食事を熱心に続けた町民たちは、こぞって病気になってしまいました。男性の55%、女性の36%もの方に糖代謝異常があったという事実は、カロリー制限食の瑕疵《かし》を人体実験で証明したようなものです。

これは福岡県の素朴な田舎町で現在も進行中の出来事であり、カロリー制限という幻想がもたらした悲劇でもあります。この幻想は頑固なまでにみなさんの脳裏にこびりついていて、たとえば、若い女性がコンビニでランチを買うときに少しでもカロリーの低いお弁当を選び、それに必ずサラダをつけるのも、同じ根っこによるもの。すべては、「野菜＝ヘルシー」という迷信の悪影響です。

肥満や糖尿病などの治療で医療機関にかかっている方のほとんどは、カロリーを制限せよとの栄養指導を受けています。みなさんの周囲にも、必死の思いで食欲を我慢したにもかかわらず、健康を害してしまっている方が大勢いらっしゃるのではないでしょうか。

昔から、「体が資本」といいます。健康でなければ日常生活がままならないのは事実ですし、健康をつくるためには何より食事が大切。カロリーを抑えることだけに注目した粗食や菜食のような食事では、ヒトは絶対に健康にはなれません。

久山町研究のエピソードでは、糖尿病を例にあげました。そればかりでなく、カロリー制限食による健康被害は多岐にわたり、糖尿病以外にも無数の病気や体調不良を引き起こします。そこで、まずは私が過去に出会った印象深い患者さんのケースをご紹介しましょう。私がまだ若く、医師としての知識も経験も浅かった頃に勤務していた、沖縄県の離島の病院での出来事です。

A子さんは50代後半で、あるときは咳が止まらない、別のときには頭痛とめまい、また別のときには腹痛と吐き気といった具合に、次から次にどこかを悪くして受診に来られる方でした。特に持病らしい持病があるわけでもないのに、しょっちゅう体調を崩しては、毎月のようにやってくるのです。

問診すると、いつもハキハキとした答えが返ってきますし、何日も寝込むほどではないそうなので、元気はそれなりに十分。ですが、どうにも顔色がよくありません。体調を崩して受診した方なのだから顔色が悪くて当たり前かもしれませんが、病気でそうなったようには見えません。よく見ると、シワというほどではないけれど肌がカサカサしていて、髪もパサパサ。聞いてみると、スキンケアやヘアケアにはかなり手をかけているとのことでしたが、高価なものであっても期待したほどの効果は得られていないようでした。

体重は63〜64キログラムで肥満ではなく、標準より少し重い「過体重」に分類される体格だったと記憶しています。とはいえ、腕や脚がポヨンとたるんでいて筋肉もついておらず、動作からも機敏な感じを受けません。女性には失礼ながら、外見だけで勝手に判断するイメージでは、実年齢よりはるかに上に見える方でした。

悪くなるのが呼吸器系だったり消化器系だったりと、毎回違うことも気になります。単なる上気道炎（風邪）だと思えるような症状のときでも、咳や鼻水が長引くことが多いのもいささか不思議でした。

ところが、何度目かの来院のときのこと。買い物帰りに受診したA子さんの荷物を見て、ピンとくるものがありました。スーパーの白いビニール袋から透けて見えていたのは野菜と飲み物ばかりで、肉や卵が入っていなかったからです。

そこで私は、「普段どんなものを食べていますか？」と質問してみました。答えは予想どおり、朝食も昼食も夕食も野菜と穀物ばかり。A子さんの毎日の食事は、ほとんど炭水化物だけで構成されているようなものでした。

たんぱく質と脂質を含む食品は可能なかぎり控えて、食べたとしても豆腐や納豆などの植物性たんぱく質を少量だけ。「動物性たんぱく質は動脈硬化になるから」と徹底的に避け、摂取カロリーを抑えられるだけ抑える食生活は、まさに粗食・菜食そのものでした。ただし、大好きだという甘いジュース類だけは我慢せず、毎日1〜2リットルも飲んでいました。暑い沖縄には、とても多いタイプです。

すべての状況を重ね合わせると、A子さんを次々と襲った体調不良の原因は、低栄養以外に考えられませんでした。若い頃からずっと肉や脂を控え、野菜と穀物ばかりの貧弱な食生活を送っていたせいで栄養が不足し、少しずつ体が弱っていたのです。

加えて、ジュース類に含まれる大量の糖分も追い打ちをかけました。砂糖や果糖などの糖分も炭水化物ですから、人体にとって重要な栄養ではありません。こうしてA子さんは炭水化物に偏った食生活を長年続け、そのために頭痛や倦怠感に悩まされるとともに、風邪をひきやすく長引かせやすい体質になってしまったのでした。

そうとわかれば、次は本人への説明です。とはいえ、長年にわたって懸命に節制してきたA子さんのような方に、「ちょっと食事を見直しましょうか」と切り出すのは少々心苦しいもの。しかし、医師としては心を鬼にして伝えなくてはなりません。すると、A子さんから次のような反論がありました。

「私、何年も前に白米をやめて玄米にしました。ウォーキングもしていますし、体にいいサプリメントも毎日飲んでいるから健康には自信があります。これまで大きな病気や入院をした経験もありません。それなのに、どうして食事を見直す必要があるんですか？」

確かに、そういいたくなる気持ちは理解できます。大きな病気をした経験がないというのも本当でしょう。しかし、その時点のA子さんは、しょっちゅう体調を崩しては病院を受診している状態。まだ大きな問題が芽を出していないだけで、いつか重い病気になる危険性が非常に高いと考えられるのです。

結局、A子さんにはいくつかの検査をお願いすることができました。幸い、血液検査では赤信号がつくほどの異常は見つかりませんでしたが、骨がずいぶん老化していて、50代にして骨粗鬆症《こつそしょうしょう》がかなり進んでいることがわかりました。明らかに、骨や筋肉をつくる材料となる栄養――たんぱく質が不足している状態です。

骨粗鬆症は、全身の骨がスカスカになってもろくなる病気です。背中が曲がっているお年寄りは、背骨に小さな骨折がいくつも起きた結果。ちょっとつまずいただけで、大腿骨をポキンと骨折する方も少なくありません。すると、多くの場合は療養中に足腰の筋肉が弱ってしまってそのまま歩けなくなり、寝たきり生活の末に誤嚥《ごえん》性肺炎を起こして亡くなるという最悪のルートが待っています。

A子さんは、まさにその寸前のような危険な状態でした。ごく簡単にいえば、「寝たきり予備軍」です。そこで私は、根本的に治すなら食事を見直すしかないと再度お伝えし、栄養満点の動物性たんぱく質と脂質中心のメニューに切り替えるよう提案しました。とはいえ、何十年も信じて続けてきた食生活を180度切り替えるのは大変ですから、「まずは、次の受診日まで」という約束にしました。

そして2週間後。診察に来たA子さんは私の顔を見るなり、こういいました。

「先生、私の体がどこか変わっちゃったみたいです！　30分ぐらいしかできなかったウォーキングを1時間に増やしても大丈夫だし、ぐっすり眠れるようになって体がぜんぜん疲れません。どうして、もっと早く教えてくれなかったんですか？」

以来、A子さんはずっと高たんぱく質・高脂質の食事を続け、見違えるほどに体調を取り戻していきました。その後は検査に来ることはあっても、体調を崩して受診されたことはありません。体重も10キログラムほど減らして標準レベルになり、心配だった骨年齢も2年後には実年齢と同等のところまで下げることができました。

「病気を予防する医者」になろう

このA子さんの存在が、おぼろげだった私の「予防医療」の概念を明確にさせ、医師としてのポリシーを形づくるきっかけのひとつになりました。「病気を治療する医者」ではなく、「病気を予防する医者」になろうと考えるようになったのです。

久山町では、町民の間に肥満や糖尿病が急激に増えました。A子さんは、低栄養の食生活からさまざまな体調不良に悩まされ続け、骨粗鬆症まで顔を出してしまいました。こうしてカロリー制限食による健康被害は驚くほど多岐にわたり、一生懸命にやっている方ほど体調を崩しやすいという皮肉な現象も起きています。起こり得る疾患の種類は、それこそ星の数ほどあげられます。

その一例が、九州大学大学院のホームページに明記してあるので引用します。

〈久山町住民の追跡調査において、糖尿病は脳梗塞および虚血性心疾患の有意な危険因子で、とくに糖尿病にＭｅｔＳ（筆者注・メタボリックシンドローム）が合併すると脳梗塞および虚血性心疾患の発症リスクが相乗的に上昇することを示した。さらに、糖代謝異常は胃癌や認知症（脳血管性認知症およびアルツハイマー病）発症の危険因子になることを明らかにした。以上のように、増加している糖尿病・糖代謝異常は動脈硬化性疾患のみならず種々の生活習慣病と関連することから、糖尿病の成因を解明し予防することはわが国の公衆衛生学上の大きな課題となっている。〉

はっきりと、「糖代謝異常は、胃癌や認知症発症の危険因子になる」と断言しています。これは、糖尿病・メタボリックシンドロームが進行した果てには、血管疾患（脳卒中や心筋梗塞など）以外に、がんや認知症も待っているという意味です。

これまでも、「認知症は『3型糖尿病』といえる病気なのではないか」といった仮説は、世界中の研究者からたびたび出されていました。それが久山町研究で追認され、確実といえる状態になったのです。ご遺体の脳を解剖したうえで判明した事実ですから、私たち部外者が疑問をはさみ込む余地はまったくありません。糖尿病と同様、近年の日本で認知症が急増している原因は、もしかすると食事のとり方にあったのかもしれないのです。

いずれにせよ、さまざまな病気と食事のあいだに関連性があるのは確か。栄養不足の食生活を続けていれば、いつか体を壊してしまうのも当たり前です。そして残念ながら、それらの病気や体調不良のほとんどは、現代医学の知識を総動員しても治せないのです。

たとえば、ビタミンAの欠乏は夜盲症、ビタミンCの欠乏は壊血病、ビタミンDの欠乏はくる病の発症など、因果関係がはっきりしているものもあります。しかし、たんぱく質の欠乏に関しては、生命にかかわる重大な問題であることは確かなのに、いきなり疾患として表れることがないため、どうしても見すごされやすい点がネックです。

私の20年以上の臨床経験から明確にわかっているのは、若い頃から長年カロリー制限をして粗食・菜食を続けてきた人は、中年期以降に何らかの病気になる確率が著しく高いということ。女性の場合には、A子さんのように骨粗鬆症も心配になります。

私の住む沖縄県は、過去に男女ともトップだった都道府県別平均寿命のランキングをどんどん下げています。特に男性で顕著で、２０００年に26位に大幅ダウンさせて以来、ずっと30位前後。その大きな要因のひとつは、40～50代で亡くなる人が増えたことにあり、ここにも低栄養の食生活が大きく影響していると考えられます。つまり、低カロリーの粗食や菜食は、「人を早死にさせる食事」だといえるのです。

こうしたリスクを避けるためには、高たんぱく質・高脂質のＭＥＣ食が最適。A子さんがすこぶる元気になったように、50代後半からでも十分間に合います。

栄養素から見る「ヘルシー」の嘘

　これまでくり返し説明したように、「ヘルシーな食事」とされるカロリー制限食では人体に必要な栄養が著しく不足するため、さまざまな健康被害をもたらします。栄養学の観点から見ても、カロリー制限食には大きな矛盾があることがわかります。

　そのお話をする前に、まずはヒトの5大栄養素をおさらいしておきましょう。食物に含まれる栄養素は、次の5つのグループに大別することができます。

【たんぱく質】

　筋肉・内臓・神経など、人体をつくる材料になる大切な物質。血となり骨となるとともに、病気への抵抗力や人体の恒常性を保つためには欠かせないものです。車でいえば、ボディーやタイヤに当たるものがたんぱく質です。

　20種類のアミノ酸がさまざまな形に結合した物質で、口から摂取するといったん分解されたうえで体に吸収され、再び必要な形に再結合して各部位で作用します。20種類のうち9種類は体内でつくることができないため、必ず食事から摂取する必要があります。それが「必須アミノ酸」です。

大別して、肉や卵に含まれる動物性たんぱく質と、大豆などに含まれる植物性たんぱく質に分かれます。それぞれのたんぱく質は、どのアミノ酸をどれだけ含んでいるかという基準で数値化されており、それを「アミノ酸スコア」と呼びます。満点は100で、数値が大きいほど人体の構成に近く、良質とされます。

アミノ酸スコアについては、後の章で詳しく触れます。

【脂質】

ホルモンや細胞膜の材料となる重要な物質で、脳の重量の60％がこれにあたります。貯蔵エネルギー、体温調節、皮膚の保護など、さまざまな面で活躍する大事な物質です。

体内で使われる脂質のうち80％は肝臓に貯蔵されたもので、食事から摂取したものは20％。健康診断でよく登場するコレステロールや中性脂肪も、脂質の一種です。

食品に含まれる脂質は、飽和脂肪酸と不飽和脂肪酸に大別されます。簡単にいえば、飽和脂肪酸は室温で固体状のもの、不飽和脂肪酸は液体状のもの。バターなど動物性の油脂が固体であるのは飽和脂肪酸を多く含んでいるためであり、リノール酸などの不飽和脂肪酸を多く含む植物性の油脂は液体であることがほとんどです。

両者のどちらでもない、複雑な結合をしたものが高度不飽和脂肪酸。ＥＰＡ（エイコサペンタエン酸）やＤＨＡ（ドコサヘキサエン酸）など、鮪や鰺や鯖などの青魚に多く含まれる、健康にいいとされる油脂がその代表です。

【炭水化物（糖質）】

摂取すると胃腸で消化・分解されてブドウ糖として吸収され、脳や筋肉を動かすためのエネルギーになる物質。車にたとえればガソリンに当たるもので、ボディーやタイヤになるわけではなく、あくまで燃料としてのみ作用します。使用されずに余った分は、グリコーゲンに変えられて肝臓や筋肉に、さらには脂肪に変えられて脂肪細胞に蓄えられ、いざというときの予備燃料として貯蔵されます。

さまざまな食品に含まれており、なかでも特に摂取量が多いのがでんぷん類と糖分（砂糖・果糖・乳糖など）。炭水化物のうち、食物繊維を除いた部分が糖質です。食物繊維は人体で消化・吸収できないため、カロリーはゼロとカウントされます。

ヒトが食べ物を摂取すると、消化・分解・吸収という一連の作業が開始されます。このとき、人体は糖質だけに特殊な対応をし、ほかの栄養素とはまったく異なるルートをたどらせるのは第2章で説明したとおり。この点はＭＥＣ食を理解するうえで最も重要な鍵となりますので、よく覚えておいてください。

ちなみに、厚生労働省の「栄養表示基準」には、食品100グラム中に含まれる炭水化物の表示方法として、

炭水化物（グラム）＝100グラム－《マイナス》（水分＋たんぱく質＋脂質＋ミネラル）

という規定があります。

【ビタミン】

A・B・C・D・E・Kがあり、体内で起こるさまざまな化学反応に必要な物質。ほかの栄養素と合体して体への吸収を助けたり、細胞を活性化させて免疫力をアップさせるなどの働きをします。中にはビタミンDのように、生成に日光が大きく関与しているものもありますが、ほとんどは食事から摂取されます。

大別して、水溶性ビタミンと脂溶性ビタミンがあります。前者は水に溶けるうえに熱にも弱いため、水洗いや加熱調理によって損失します。反対に、熱に強い後者は炒め物などに向いており、脂質と一緒に摂取すると体内への吸収が高まる特性をもっています。

水溶性ビタミンをとりすぎても尿として排泄されるので、問題はありません。しかし、脂溶性ビタミンは肝臓などに蓄積されるため、過剰摂取に気をつける必要があります。

●水溶性ビタミン　→　B・C

●脂溶性ビタミン　→　A・D・E・K

【ミネラル】

ビタミンと同じ微量物質で、主な役割は人体の機能維持や調整です。体液量や酸・アルカリ度、筋肉や神経などの働きも調整します。さらに、摂取した栄養素が分解・吸収されて体内で使われるときに、それらを補助したり円滑にしたりする触媒として働くなどの作用もしますが、なかにはカルシウムのように体の材料として使われるものもあります。わが国では、厚生労働省により13の元素（亜鉛・カリウム・カルシウム・クロム・セレン・鉄・銅・ナトリウム・マグネシウム・マンガン・モリブデン・ヨウ素・リン）が規定されています。

ビタミンが元素からなる有機化合物であるのに対し、ミネラルは元素そのものであるという違いがあります。ビタミンは欠乏だけが問題になりますが、ミネラルは過剰と欠乏の両方がよくないという点も異なっています。

とはいえ、人体のさまざまな作用に働きかける大切な物質であることは確か。人体では産生することができないため、すべてのミネラルは食事から摂取されます。

以上の5大栄養素の中で、たんぱく質・脂質・炭水化物は1日の必要量が何十グラムという単位とされているのに対し（実際には、炭水化物はゼロでも可なのですが、旧来の栄養学ではこう考えられています）、ビタミンとミネラルはミリグラムまたはマイクログラム単位。このことから、特に重要なたんぱく質・脂質・炭水化物を「3大栄養素」と呼びます。大ざっぱな分け方をすれば、体の中で主体的に働くのが3大栄養素であり、その作用を効率よくするサポート役がビタミンとミネラルというわけです。

3大栄養素のうち、たんぱく質と脂質は必須栄養素で、人間が生きるために不可欠な物質。ところが、炭水化物だけは必須栄養素ではありません。ここに、この項の冒頭に書いた「カロリー制限食の栄養学的な矛盾」があります。

カロリー制限食の骨子は、「肉や脂を控えめに、野菜や穀物をたくさん食べる」というもの。栄養素で考えれば、「たんぱく質と脂質を控えめに、炭水化物をたくさん食べる」ということです。これに栄養学を当てはめれば、「必須栄養素を控えめに、非必須栄養素をたくさん食べる」という意味ですから、どう考えても道理に合いません。

つまりカロリー制限食の実体は、「人体に必須の栄養を控えめにしなさい」という摩訶不思議な指導なのです。それなのに、「ヘルシー」というキーワードとともに世の中に蔓延したため、信じて実行した方たちに多くの病気をもたらしてしまいました。

こんなおかしな話が、なぜ今も放置されているのか——。

医学と栄養学の歴史をひもといていくと、どうやらそこにはさまざまな事情が絡んでいるようです。だからといって、このまま見過ごすわけにはいきません。明らかに間違っている〝常識〟が、今も広く一般に信じられてしまっているのですから。

カロリー理論に科学的根拠はない

カロリー制限食の本質は、「必須栄養素を食べてはいけない」という摩訶不思議な栄養指導でした。そのルールは、たんぱく質と脂質を控えて炭水化物中心の食事にするとともに、総摂取量の規制も加わるというものです。

たいていの場合は、男性が1日1600キロカロリー、女性が1200キロカロリー程度に制限され、その数値は基礎代謝（何もしないでじっとしていても消費するエネルギー量）を根拠にしています。口から入るものをその程度に抑えれば、日常の活動で燃焼する分だけ痩せられるというロジックです。

医療機関で実施されるカロリー制限食では、3大栄養素について次のようなPFCバランスであることが推奨されます（Pはプロテイン＝たんぱく質、Fはファット＝脂質、Cはカーボハイドレート＝炭水化物の頭文字）。

● たんぱく質 ↓ 全体の20％（エネルギー換算。以下同）
● 脂質 ↓ 全体の20％
● 炭水化物 ↓ 全体の60％

これが、「60：20：20バランス」などと呼ばれるもの。1日に1600キロカロリーを摂取するなら、炭水化物が960キロカロリー、たんぱく質と脂質が320キロカロリーずつであるのが望ましいという意味です。

これまで何度も述べてきたように、カロリー制限食には大きなボタンのかけ違えがあるにもかかわらず、栄養指導のスタンダードとされています。そのため、検査で体重や血糖値や血圧などに問題が見つかった方には、必ずこの指導が行われます。そして管理栄養士に、「満腹になるまで食事するのは厳禁。とんカツやステーキは、もってのほかです。今日からすぐ、カロリーを制限する食生活に変えてください」と高らかに宣告されるのです。禁を破ってしまった方には、次回の通院時にきつい叱責が待っています。

これが糖尿病の患者さんになると、さらに困難な状況に追いやられます。「食品交換表」という冊子を渡され、電卓とにらめっこしながら調理することになるからです。

食品交換表とは、それぞれの食品が何グラムで80キロカロリーになるかという一覧が掲載されたもの。80キロカロリーを「1単位」と数え、1日に15単位の食事をすれば1200キロカロリー、20単位なら1600キロカロリーとシステマティックです。

すべての食材が6つの群に分けられ、それぞれを3食の中で満遍なく摂取する必要があります。そのとき、たとえば同じ鰺でも開きなら36グラムで1単位、刺身は66グラムで1単位などと細かく決められているので、かなり念入りに計量することが求められます。

こうして見ていくと、基礎代謝を根拠に算定された総摂取量も、60：20：20に割り振られたPFCバランスも、何だか真実味がありそうです。食べる量を減らせば健康的な減量もできそうですし、医療機関が採用している方法なのだから、医学的かつ合理的に計算されつくした方法のようにも思えます。

ところが、それはまったくの見込み違い。実は、60：20：20というPFCバランスには科学的な根拠がこれっぽっちもありません。単に、1960〜70年代頃の日本人の平均的な食事を調査してみたら、「およそ、その程度だった」ということだけ。そんな曖昧《あいまい》な〝分析〟が、今も受け継がれてしまっているのです。

健康のためにはどういう栄養バランスで食べるべきかという考察は置き去りにされ、「国民はこれぐらいのバランスで食べているようだから、それを標準にすればいいんじゃないの？」として採用されただけのこと。まったく信じられないことに、科学的・医学的・生理学的・栄養学的な分析は、そっちのけでした。だからこそ、「必須栄養素を抑えて、非必須栄養素をたくさん食べる」という意味不明な逆転も放置されました。

高カロリーで排除された肉

さらに、カロリーという概念そのものについても納得できない部分があります。炭水化物とたんぱく質は1グラムで4キロカロリー、脂質は1グラムで9キロカロリーの熱量ということになっているのですが、これも何だかおかしいのです。

カロリーとは、ある物体を空気中で燃焼させたときの熱量が、一定量の水の温度をどれだけ上げるかという物理学的な数値にすぎません。それなのに、その数値は摂取する食物から得られる栄養学的熱量（何カロリー食べたか）と、運動や基礎代謝で消費されるエネルギー（何カロリー燃焼させたか）と等しいと定義されています。

そう聞いて、みなさんはおかしいと思いませんか？

ある物質を燃やしたときに発生する熱量と、それを食べたときに人体が得るエネルギー量が同じというのは、どう考えても変。食物の消化・吸収は化学反応ですし、体温はせいぜい36～37℃ですから、何かが燃える温度としては低すぎます。日常生活や運動でエネルギーを消費するときにも、体脂肪に火をつけて燃やしているわけではありません。

さきほども述べたように、炭水化物とたんぱく質は1グラムで4キロカロリー、脂質は1グラムで9キロカロリーの熱量ということにされています。単純に考えれば、燃えやすい脂質の熱量が高くて当然ですが、栄養素はそれぞれ体内での役割が違いますし、消化・吸収のメカニズムも異なります。したがって、それらを同列で語るのはおかしいのです。

さらに、ここでカロリー制限食を思い出してください。多くの場合、男性は1日1600キロカロリー、女性は1日1200キロカロリー程度に制限されるのが普通でした。こうして「摂取していい量の上限が決まっている食事」のメニューを考えるとき、みなさんならどういう手順を踏むでしょうか？

上限のカロリー数を超過することなく、なるべく多くの栄養素をバランスよくとりなさいという声も聞こえてきます。すると、どこかで聞いたことのある、「1日30品目」とか「5色の野菜」のような考えがちらついてきます。こういった条件でメニューを組むとしたら、誰でも高カロリーの食品を避けようとするのではないでしょうか。つまり、脂質を多く含む食品を計算から外そうとするはずです。

たとえば、肉の中でも脂質の多い和牛サーロインステーキを200グラム食べると、それだけで約1000キロカロリー。そんなものをメニューに組み入れたら、その日はほかのものをほとんど食べられなくなってしまいます。1日1200キロカロリーに制限されている女性では、残りは200キロカロリーしかありません。

おわかりいただけたでしょうか？

これが、「ヘルシーな食事」の正体です。「肉や脂を避けて、野菜と穀物をたくさん食べる」という考え方は、単にカロリー値の大きな脂質を避けて、計算の帳尻合わせをしたにすぎません。健康のための食事を考えるという本質は放置され、1600とか1200といった規定値内に摂取量を丸く収めようとして、肉や脂を除外した結果なのです。

ちなみに、和牛サーロインステーキ200グラムの1000キロカロリーという数値は、お茶碗4杯のご飯とほぼ同等です。牛肉とご飯では栄養素の構成がまったく違うのに、同じ1000キロカロリーとして扱われることも、理屈に合いません。

主にたんぱく質と脂質である牛肉と、主に糖質であるご飯では、ヒトが食べた後の消化・分解・吸収のプロセスがまったく異なります。その前提条件をなおざりにしたまま、物理学的な数値だけを手がかりに「高カロリーの食品を食べたら太る」とか、「肉や脂は体に悪い」などと語ることは、まったく無意味なのです。

子どもが栄養不良でも母は肥満

アメリカのサイエンスライターであるゲーリー・トーベスはこの点について、著書『ヒトはなぜ太るのか？　そして、どうすればいいか』の中で、「物理学ではなく、生理学の問題である」と断言しました。その説明として、開発途上国の医療状況を調査した小児科医ベンジャミン・カバレロの論文を引いています。食事と肥満の関係についての興味深い話ですので、少し引用してみましょう。カバレロ医師は、ブラジル・サンパウロのスラム街にある診療所を訪れた際に目にした様子を、次のように表現しました。

〈――慢性低栄養の典型的な症状を示す、やせて発育を阻害された幼い子どもを連れた母親たちであふれていた。（中略）驚くかもしれないが、これら栄養不良の幼児を抱く母親たち自身の多くが肥満なのである。〉

ブラジルの貧困層は所得も低く、日々の食料の入手にも困っている人たちです。高カロリーの食品はおろか、おなかいっぱいになるほどの食事量も望むべくもないでしょう。それなのに、母親たちの多くがおしなべて肥満であるという事実は、カロリーと肥満との間には何らの相関関係がないことを端的に示唆しています。

サンパウロのスラム街の母親たちは、自分だけが過食していながら、子どもに食事を与えなかったのでしょうか？　いいえ、母親の本能として、そんなことはあり得ません。だとしたら、痩せ細った子どもをもつ母親たちはなぜ太ったのでしょうか？　カロリーという概念が正しければ、そんなことは絶対に起こり得ないはずなのに……。

カロリーという概念（トーベスいわく、「入るカロリー／出るカロリー理論」）をヒトに当てはめると、こうした矛盾がいくつも出てきます。やはり、食品を燃やしたときの物理学的熱量と、ヒトが食べたとき・活動したときの生理学的熱量を同等だとする理屈は、いささか強引としか思えません。

ひとつ、ナゾナゾみたいなたとえ話をしてみましょう。

ある部屋に10人が入室し、7人が退室すれば残りは3人。これがカロリー理論です。ところが別のときには、10人が入室して7人が退室したら、残りは5人でした。なぜかといえば、残っていた3人が臨月の妊婦と産婦人科医と助産師で、室内で無事に双子を出産したため合計5人になったというわけです。

人体は食べたものを消費するだけでなく、体内に貯蔵していた物質を再利用したり、ふたつ以上の物質を合成して別の何かにつくり変えたりする作業を絶えず行っています。合成する作業そのものにエネルギーを使いつつ、出来上がった物質をエネルギーにして体を動かすことも可能です。

やや強引ではありますが、これらがさきほどのたとえで述べた「妊婦」や「赤ちゃん」に当たるもの。この点からも、人体の活動において「1－《マイナス》1＝0」のような単純な数式が成立しないことは、誰にでもおわかりいただけると思います。

もっといえば、仮に1000キロカロリーの食品を食べたら、その1000キロカロリーのすべてが体内に吸収されるという前提も不自然です。個人の消化器系の能力や状態によって、1000キロカロリー全部を吸収できる人もいれば、900キロカロリーあるいは800キロカロリー以下しか吸収できない人もいるはずだからです。

以上のように、ヒトの食事や代謝のすべてをカロリーというロジックで語るには多くの無理があり、カロリーという概念そのものにも不可解な点があります。当然ながら、低カロリーの食事が「ヘルシー」であり、肥満や糖尿病の改善に適しているという考え方も、机上の空論だといわざるを得ないのです。

食品交換表は、2013年秋に改定されました。炭水化物の割合を60％と画一的に規定するのではなく、55％か50％でもいいとの変更がなされたのですが、すべてをカロリーで語るという点が見直されないかぎり、信頼に足るものにはなり得ません。

アメリカにも大きな失敗があった

ここまで、「ヘルシー」という言葉で形容される食事や、それを形にしたカロリー制限食が抱える根本的な欠点について、さまざまな面から指摘してきました。久山町研究という世界的プロジェクトでの、残念な失敗についても触れました。これによく似た失敗がアメリカにもあるので、今度はそちらを紹介してみましょう。

国民の死亡要因1位が悪性新生物（がん）である日本とは違い、アメリカの1位は心臓疾患。冠動脈と呼ばれる、心臓の血管が詰まることによる病気です。こうして血管が詰まる病気を総称して虚血性疾患といい、それが心臓で起きれば心筋梗塞、脳で起きれば脳梗塞。どちらも、一瞬にして人命を奪うことの多い、恐ろしい病気です。

トリガー（きっかけ）となるのは、動脈硬化。血液中の老廃物が、やがてプラークという固まりになって血管の内壁に張りついて定着してしまい、その部分の血流を滞らせたり詰まらせたりする症状です。その原因は、脂質の過剰摂取にあると考えるのが世界的趨勢《すうせい》でした。いわゆる「脂肪悪玉説」です。

この説はアメリカの医学界でも長く信じられており、60年代頃には脂質の摂取を減らそうという声が上がっていましたが、心臓疾患はいっこうに減りません。そこで80年代にNCEP（National Cholesterol Education Program）という食生活啓蒙プロジェクトが導入され、心臓疾患を減らすため脂質の摂取を控えるよう国民に呼びかけられました。

その骨子は、「動脈硬化の原因になるコレステロールを含む動物性食品を避け、植物性食

図表5　食べる脂肪を減らしたのに肥満が倍増したアメリカ人

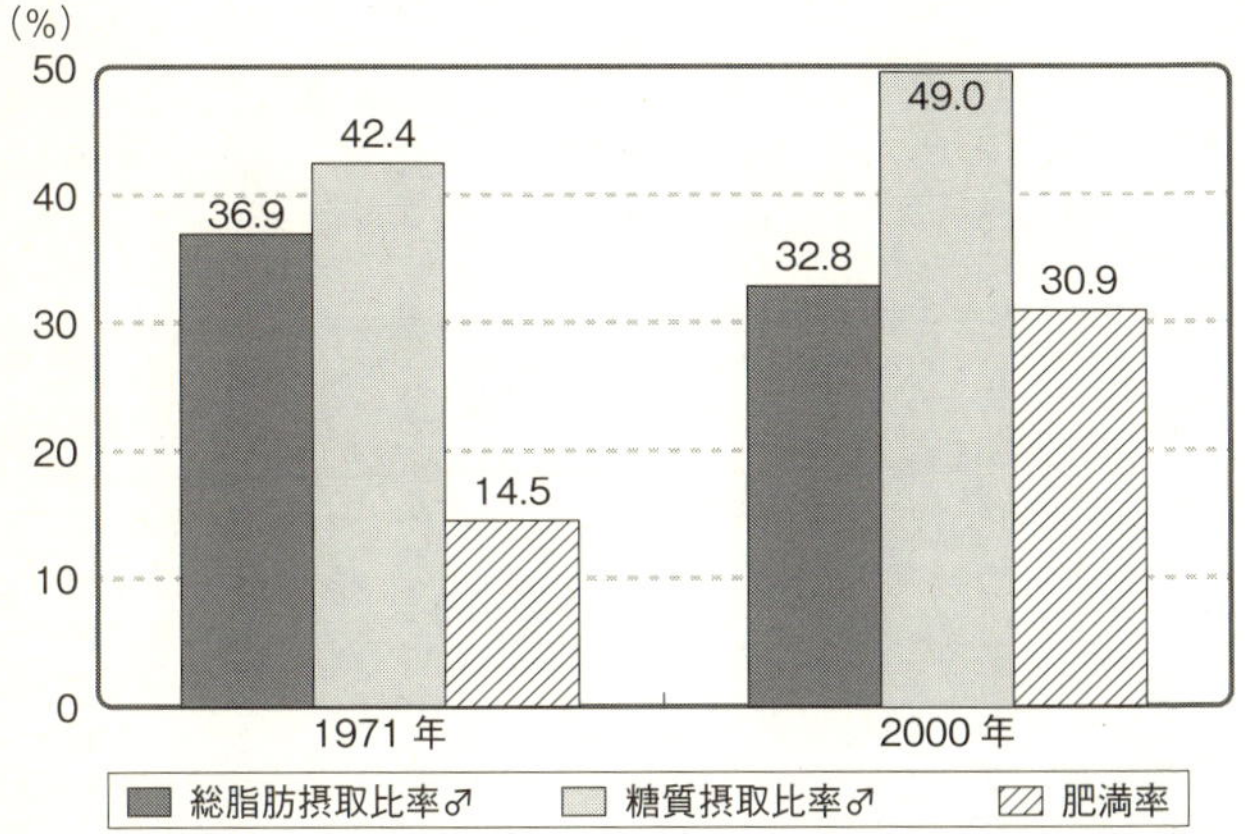

出典：NHANES

品を中心に食べましょう」というもの。肉より魚、バターよりマーガリンのほうがいいなどとして、大々的なキャンペーンが打たれました。

ところが、この国家プロジェクトはさんざんな結果を見ることになります。思い描いた目論見《もくろみ》は見事に達成され、図表5にあるように71年に36・9％だったアメリカ国民の総脂肪摂取比率は、2000年には32・8％まで順調に下がりました（数値は男性）。にもかかわらず、心臓疾患はいっこうに減らせなかったのです。

さらに、想定外のオマケもついてきました。肥満の倍増です。71年に14・5％だった肥満率は、00年には倍以上の30・

9％に増えてしまいました。

糖尿病もうなぎ登りに増え、95年の800万人から05年の2080万人へと、わずか10年のあいだに2・5倍。食べる脂肪を減らして心臓疾患をなくそうというプロジェクトは、こうして国民の体脂肪と糖尿病患者を急増させただけで終わったのです。

アメリカの和食ブームの落とし穴

失敗要因のひとつは、70～80年代という時期にありました。当時、世界には目立った勢いで平均寿命を延ばしている国があったため、NCEPにかかわった研究者たちは、その国の食事を真似ればいいだろうと考えたのです。——日本です。

ある程度の年齢の方なら覚えていると思いますが、20年以上前のアメリカでスシバーの大ブームが起きました。日本人起業家が現地で成功を収めたとのニュースが聞こえてきたり、アボカドを使った「カリフォルニアロール」が逆輸入されたりしたのが、ちょうどその頃。これらは、まさにNCEPに関連したムーブメントでした。

そうして脂質の摂取を減らしたアメリカ人たちは、植物性食品が中心だからヘルシーとのイメージとともに、和食を好んで食べました。そのためか、71年に42・4％だった糖質摂取比率は、00年には49・0％まで上がっています（数値は男性）。

このプロセスは、まさに久山町研究と瓜ふたつです。久山町研究も、当初は心筋梗塞や脳卒中を研究することが第一目的でした。そして60：20：20のＰＦＣバランスを推進し、植物性食品の摂取を奨励したおかげで、町民の肥満と糖尿病を増やしてしまいました。

ＮＣＥＰと久山町研究に共通しているのは、「肉や脂を食べると動脈硬化になる」という概念。今でも、メディアの健康番組や健康記事に金科玉条のごとく登場します。そして、そのときに必ず槍玉にあがるのがコレステロールです。

ところが、コレステロールは悪玉どころか人体には不可欠な大切な物質。すでにアメリカではＮＣＥＰ失敗の教訓を受け、動物性食品の再認識が着々と進んでいるそうです。

コレステロールは悪玉ではない

脂質が体に悪いという話はまったくの迷信なのですが、巷では特にコレステロールが健康によくないものの代表にされがちです。みなさんのイメージも、何だかドロドロして怪しげな物質であり、体内で悪さをするといったものでしょう。メディアもコレステロールを悪者と決めつけ、数値が高いと不健康であるとか、動脈硬化の原因であると騒ぎ立てます。当然、コレステロールを多く含む卵やマヨネーズは目の敵です。

断言しますが、これらはすべて大間違いです。

実は、コレステロールを悪いとする説が根拠としている実験は、なんと100年も前に行われたものでした。1913年、ロシアの病理学者ニコライ・アニチコフがコレステロールの豊富なエサをうさぎに与える実験を行ったところ、血管に多少の動脈硬化が見られたため、両者に相関関係があると考えたのです。

一見すると、まっとうな研究のようですが、この実験はデザイン段階からおかしなことになっています。というのも、草食動物であるうさぎに大量の脂肪分を与えても、体が受け入れられるはずがないから。しかも、このときうさぎにできた動脈硬化は血管の外側で、内側にできるヒトのそれとはまったく違う症状といえるものでした。

ところが、この研究結果は長い間にわたり世界の医学界に影響を与え続けます。たとえば、わが国の医療界はつい最近になって、LDLコレステロールを「悪玉コレステロール」などと名づけたほどです。

健康診断には、「善玉コレステロール（HDLコレステロール／HDL-C）」と「悪玉コレステロール（LDLコレステロール／LDL-C）」という項目があります。この呼び方自体も、一般の方を誤解に導く要因となりました。あえて「悪玉」などという言葉を使った点に、「コレステロール＝悪」という間違った情報を人々に刷り込もうとする意図さえ感じてしまいます。

善玉と悪玉の違いは、次のとおり。実は、物質としての両者は同一のもので、異なっているのは「状態」だけです。

- HDL（善玉）コレステロール　→　全身から肝臓に戻るコレステロール
- LDL（悪玉）コレステロール　→　肝臓から全身に行くコレステロール

コレステロールは脂ですから、血液にうまく溶け込めません。そこで、血液中を移動する際に、ある種のたんぱく質の助けを借ります。そのたんぱく質の〝船〟が、HDLとLDL。コレステロールは肝臓に貯蔵してあり、その港を拠点に全身を旅して戻るという作業をくり返しています。そのとき、全身に向かう船がLDLであり、肝臓へと回収される船がHDL。これに、アニチコフの実験由来の古い考えを当てはめて、「動脈硬化の原因」として全身行きの船（LDL）に乗ったほうを悪玉コレステロールと呼んだのです。

以前の健康診断には「総コレステロール」という項目しかありませんでした。HDLとLDLに分けられたのは、それを簡単かつ低コストで検査できる方法が開発されたからにすぎません。今から、たった20年ほど前の出来事です。

こうして、「悪玉」などという汚名まで着せられたコレステロールは、むしろ人体に欠かせない役割を果たす重要な物質です。その最大ともいえる働きは、細胞膜をつくること。人体にある約60兆個の細胞は日々分裂をくり返していますが、たんぱく質とともにその膜を構成しているのがコレステロールです。

ヒトの細胞は、日々更新されていきます。ひとつの細胞が分裂して新たなものが生まれ、それがまた分裂して……という作業のくり返しです。寿命は部位によってさまざまで、赤血球が120日、最も短い腸粘膜の細胞は15秒ともいわれています。

これを〝故障〟と考えてみましょう。古くなって壊れた細胞が修復され、新たな細胞となって生まれ変わると仮定するのです。修復に必要な材料は、コレステロールでありたんぱく質。であれば、常に新鮮な材料を補給しておくべきではないでしょうか。

ヒトは昼の間に活動し、全身の細胞を酷使して故障させます。それを修復するための時間が睡眠であり、眠っている間に作業が進みます。だからこそ、毎日の食事で十分なコレステロールの摂取をしておかないと、修復がハイピッチ化する（成長ホルモンが活発になる）夜の時間帯に、みずみずしい材料が不足してしまうことになるのです。

材料は、中古より新品のほうがいいに決まっています。中古の材料では、細胞分裂の際に行われる遺伝子情報の伝達がうまくいかず、ミスプリントが起きやすくなるという説もありますから、あなどってはいけません。

　これと同じで、すり傷ができたときにかさぶたをつくるのも、コレステロールの役割。皮膚や皮下組織の細胞を元どおりに構築し、傷口を消してくれるときにもコレステロールが活躍しています。同様の作業が、血管や内臓や筋肉でも着々と行われているわけですから、毎日の補給は十分に、しかも欠かさずに行う必要があります。

　動脈硬化についていえば、コレステロールは血管内の炎症（火事）を修復するために派遣された消防士。火を消すために現場に急行したのに、そこにいるというだけの理由で放火犯扱いされてしまった〝被害者〟だったというわけです。

　コレステロールのもうひとつの大切な役割は、ホルモンの原料になること。ご存じのとおり、ホルモンは体内で合成され、体の状態を保つなどの働きをする物質です。よく知られている男性ホルモンや女性ホルモンをはじめ、甲状腺ホルモンや副腎皮質ホルモンなどのすべては、コレステロールから合成されています。

　細胞膜やホルモンをつくることだけでも重要なのに、コレステロールは脳や神経、消化液などの原料でもあります。体に害を及ぼす悪玉物質などではないのです。

脂を食べすぎても太らない

　コレステロールの働きで興味深いのが、総量を自動調節しながらリサイクルもしていること。80％は体内に貯蔵されたもので、20％が食事からとり入れたものが使われています。いったん全身で働いたコレステロールは、役目を終えるとＨＤＬで肝臓に回収され、リフレッシュされて再びＬＤＬで全身に送りだされます。

こうして人体はコレステロールの総量を管理・調節し、常に古いものと新しいものの入れ替えも行っています。「悪玉」と名づけられたＬＤＬコレステロールは、実はリフレッシュされたばかりの新鮮なもの。ぜひとも良質の脂質を毎日十分に摂取し、コレステロールの新鮮さを保ちたいものです。

コレステロールを食べると太る、などという心配はありません。生活習慣病にもなりません。食べすぎた脂質は人体に吸収されず、最終的には水分と二酸化炭素として排泄されてしまうので、多くは下痢をしておしまいです。つまり、肉や脂を食べないことがヘルシーなのではなく、毎日十分に食べることこそが、あなたの体を健康にする秘訣です。

１００年前のロシアで行われた間違った実験は、こうして現代日本にも深い影を落としています。しかし、コレステロールは悪者ではなく、動脈硬化の原因でもありません。

さらにいえば、コレステロールはドロドロした物質ではありません。語尾が同じことから連想できると思いますが、実はアルコールの仲間。「ドロドロして怪しい物質」とのイメージは、真実からまったくかけ離れた誤解なのです。

とはいえ最近の研究で、LDLコレステロールの中に「超悪玉」と疑われるものの存在があることがわかってきました。それが「レムナントコレステロール（RLP）」と「スモールデンスLDLコレステロール（sdLDL）」です。

RLPは、血液中のリポたんぱく（中性脂肪やコレステロールがたんぱく質と結合した複合体）が分解されてできた残りカス。それを、免疫機能を担うマクロファージ（大食細胞）が異物として取り込んで血管壁に沈着させ、動脈硬化を促進させます。中性脂肪値が高く、HDLコレステロール値の低い人に多い傾向が見られます。

sdLDLは、通常のものより粒子が細かく比重が重い小型LDLコレステロール。小さいゆえに血管壁により多く入り込んで酸化され、ここでRLPと同様にマクロファージに取り込まれることになります。したがって、総コレステロール値がそれほど高くなくても、sdLDLが多いと動脈硬化を進めるという説もあり、その傾向はRLPと同様にHDLコレステロール値の低い人に多く見られるようです。

通常のLDLコレステロールは細胞に取り込まれて組織を強くしますが、RLPやsdLDLは人体に異物として認識され、マクロファージに貪食される……これは人体の免疫機能によるものですが、それが動脈硬化を促進させるとしたら、本末転倒。この点は、ちょっと気をつけたほうがいいかもしれません。

ただし、ＲＬＰもｓｄＬＤＬも発見されて間もなく、その生成には中性脂肪が関係しているらしいとの仮説があるのみで、確かなことはわかっていません。現時点では、検査もほとんど実施されていません。今いえるのは、「ＬＤＬコレステロールの中には変性タイプが存在し、それが本当の悪玉なのかもしれないという考え方が出てきた」ということだけ。すでに各国で研究が進んでいるはずなので、しかるべき結果を待ちたいと思います。

ＭＥＣ食はすみやかにＨＤＬコレステロール値を上げ、ＬＤＬコレステロール値を低下させます。中性脂肪値も下がるので、「超悪玉かもしれないコレステロール」が増加する心配はまずありません。つまり、安心して実行できるというわけです。

脂をとったほうが長生きする

私と同様の意見をもち、脂質摂取の大切さを訴えている研究者は世界中におり、わが国では日本脂質栄養学会が中心的な存在です。広く一般に蔓延してしまった「ヘルシー」という誤解を解くためにコレステロールの重要性と大切さを説き、摂取するなら植物性油脂ではなく動物性油脂を選ぶべきというのが同学会の主張です。

従来、コレステロールは動脈硬化の原因とされていました。同学会は、こうした間違いを正すため、さまざまな研究を行っています。大規模なものでは、何万人もの対象者を10年単位で追いかけた疫学研究もあります。

神奈川県在住の約2万6000人を8年間追跡した東海大学の調査では、ＬＤＬコレステロール値が100㎎／dl（ミリグラムパーデシリットル）以上の人と99㎎／dl以下の人に分けた場合、男性では99㎎／dl以下のグループのほうが死亡率が高いという結果になりました。女性は男性と少し違って120㎎／dlあたりに境界線があり、こちらも数値の大きい人のほうが長生きできるという結果でした。いずれの性別でも、数値が下がっていくほど、死亡率も高くなるという共通点がありました。

同じ内容で、茨城県在住の約9万1000人を10年間追跡した調査も行われ、神奈川県とまったく同じ傾向の結果が出ています。ＬＤＬだけでなく、総コレステロール値においても結果は同様で、がん・脳卒中・心筋梗塞を発症するリスクについても、数値が高い群のほうが低い結果になりました。

ここから導きだされる結論は、「コレステロール値が高い人のほうが長生きする」ということ。同学会は中性脂肪に関する調査も行っており、こちらもコレステロール同様、数値が高めの群のほうが長生きするという結果でした。

逆にいえば、「コレステロール値が低いと早死にする」であり、「中性脂肪値が低いほうが早死にする」でもあります。双方とも、2万6000人を8年間追跡した調査と、9万10

00人を10年間追跡した調査ですから、信頼性の高さは折り紙つき。これはもう、新たなエビデンス（科学的根拠）といっていいでしょう。

さきほどご紹介したアメリカのNCEPは、脂肪・コレステロールと心臓病の関係を疑ったものでした。このときには、脂質の摂取を総カロリーの30％程度に減らすことが推奨されていました。しかし、それでは心臓病を減らせないばかりか、肥満や糖尿病を著しく増やしてしまったのは前述のとおりです。

同様の例はヨーロッパにもあり、オランダ人は総カロリーの48％を脂質から摂取しているにもかかわらず、周辺諸国より長寿であること。また、フランス国内では北部より南部のほうが脂質の摂取量が多いのに、南部の人のほうが長生きであること。ギリシャ国内では、地中海に浮かぶクレタ島の住民は脂質摂取量が国内平均より多いのに、国内きっての長寿を誇っています。

図表6は83年の調査とかなり古いですが、137ヵ国の男性の脂肪摂取量と平均寿命をグラフ化したものです。1日140グラムぐらいをピークに、より脂肪摂取量が多いほうが長生きだというラインがくっきりと描かれています。こうしたデータは、世界の医療界ではずいぶん前から常識となりつつありました。

ところが日本では、健診結果でコレステロール値が高い方に対して、即座に薬が出されま

図表6 脂肪摂取量と平均寿命

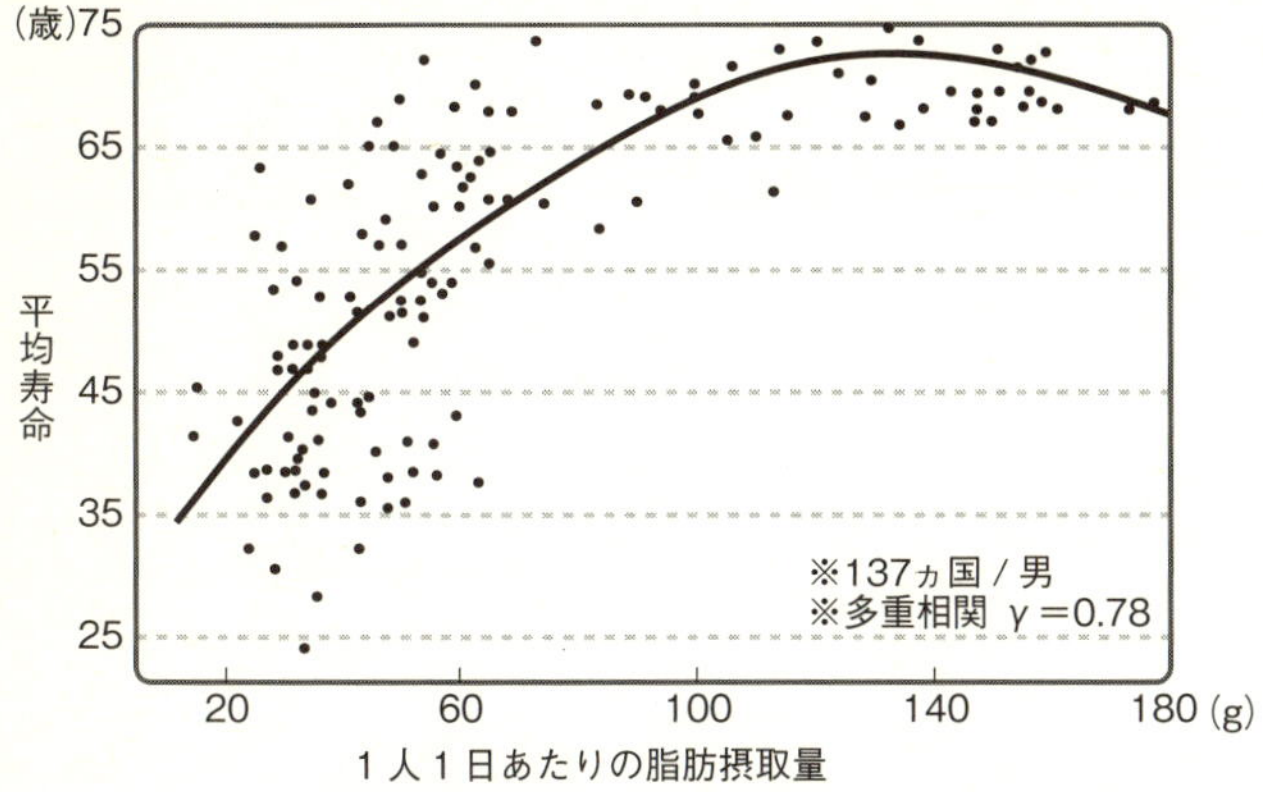

各国の医療レベルが異なるということもあり一概にいえないが、
脂肪の摂取量が少ないと明らかに短命である傾向が見てとれる。
出典：Sinnett P,Lord S,Proceedings of 2nd Regional Congress, International Association of Gerontology,Asia/Oceania Region,1983）

す。よく使われるのはスタチンという薬ですが、この薬は副作用率が著しく高いことで知られています。その副作用の代表は横紋筋融解症といって、筋肉が溶けてしまうという恐ろしい病気。欧米ではスタチンをコレステロール薬として使うことはなく、特に女性には使用禁止となっている国もあるほど。

数値が高いほうが長生きできる（つまり健康である）のに、わざわざ危険な薬を使って無理に下げているのは無意味なのです。

ＭＥＣ食を実践した多くの方が、ＨＤＬコレステロール値は自然と上がり、ＬＤＬコレステロール値は下がって理想的な数値およびバランスに収束していきます。現在、何らかの薬を服用している方は、しばらくすれば断薬できるようになります。しかしながら、コレステロール値が極度に高いような場合は別（３００mg／dl以上など）です。

それを除けば、高コレステロールはさほど気にしなくて構いません。もう一点だけ注意していただきたいのは、コレステロール値が高い方の中に「家族性高脂血症」という病気の方がいること。患者数はごく少ないのですが、この病気の方だけはコレステロール値が高くならないようコントロールする必要があります。

急増する新型栄養失調

少し前のページで紹介したA子さんは長年、健康のためにとカロリーに気配りした粗食・菜食を続けた結果、体調を崩してしまいました。似た状態の方はとても多く、何度もくり返し医療機関を受診する傾向が顕著です。

そういった方々に、普段どんなものを食べているかと聞くと、まるで事前打ち合わせをしたかのように出てくるキーワードがあります。それは、玄米・野菜・食物繊維・ミネラルといったあたり。ちょっと意地悪して、「玄米にはどんなミネラルが含まれていて、それらは体内でどのような作用をしますか？」と聞きたくなるほどです。

A子さんのような状態を、低栄養あるいは栄養失調と呼びます。栄養失調は、食べ物が入手しにくい開発途上国でよく見られるものですが、先進国でも起こり得ることがわかってきました。昨今ではわが国でも明らかな増加傾向にあり、特に高齢者(65歳以上)の20%程度が該当するのではないかといわれています。

開発途上国型の栄養失調は、食事の絶対量不足が原因。対して、先進国型は食事の量は足りているものの、必要な栄養素が不足しているという違いがあります。とはいえ、高齢になってから食事をあまりとらなくなるという方はたいへん多く、このことが先進国での開発途上国型を増やしている要因のひとつです。いずれにせよ、近年のこうした栄養不足の状態を「新型栄養失調」というようになりました。

早くから新型栄養失調に着目し、市民への啓蒙活動をしている日本応用老年学会理事長の柴田博先生は、著書『肉を食べる人は長生きする』の中で、その原因と兆候を次のようにまとめておられます。一部引用してみます。

〈①　うつ状態がある
②　体重が1ヵ月に1kgまたは6ヵ月で2・5kgくらい減る
③　血中総コレステロール160mg/dl未満

④　血中アルブミン（たんぱく質）４g／dl未満
⑤　身体的あるいは認知的な障害による摂食障害
⑥　経済的理由、買いもの不自由（徒歩圏内にスーパーマーケットがなく、車の運転もできないなど）〉

以上のリストを見ると、健康の維持には食事だけでなく社会的状況や家族構成や経済事情などの要因が関係していることがわかります。

私は、沖縄や奄美の離島医療に長く携わった経験から、特に⑥の買いもの不自由は大きな問題だと感じています。食料の多くを島外からの搬送に依存しているような離島もあるからです。

栄養面を見ていくと、①はたんぱく質・脂質の不足もしくは糖質過剰。②は食事そのものの総量不足。③と④も、①と同じたんぱく質・脂質の不足もしくは糖質過剰です。④にあげられたアルブミンは、血中のたんぱく質量を見る値。この数値が低くなってしまう原因は、やはり「ヘルシー」な粗食であり菜食です。

新型栄養失調は、お年寄りだけでなく若い女性にも増えています。「めまいがする」「夜よく眠れない」「体がだるい」「疲れが取れにくい」などの自覚症状がある方は、普段の食事に原因があるかもしれないので、ぜひとも見直してみてください。

柴田先生の意見と同様、高齢者に高たんぱく質・高脂質食が合っていることは、日々の臨床経験からもわかっています。私のクリニックには、高齢者のデイサービスとショートステイも併設してありますが、そこで毎日お出しする食事は肉・卵・チーズのＭＥＣ食。これを毎日食べているだけで、体調がすぐれなかった方の顔色がよくなったり、コミュニケーションを取りづらかった方が活発に話したりするようになります。膝が痛くて車椅子利用だった方が、自力で歩けるようになったケースもあります。

往診を担当している高齢者施設でも、ＭＥＣ食を採用しています。こちらでは、ほかの施設で褥瘡《じょくそう》（床ずれ）ができてしまった方もお引き受けしていますが、そんな方もＭＥＣ食で着実に改善していきます。口から食べられなくなって、胃瘻《いろう》（腹部に穴をあけ、胃に直接流動食を入れる仕組み）を装着している方には、溶き卵を入れています。

こうして栄養状態をよくすることで、さまざまな症状が改善していった例は何百も何千もあります。この高齢者施設は定員１５８名と大型ですが、12年の冬に沖縄でインフルエンザが大流行したときにも、誰ひとりとして罹患しませんでした。

お年寄りと同居されている方は、高たんぱく質・高脂質の食事をしているかどうかをよく見てあげてください。そうめんなど、嚙まずに流し込める食事ばかりしていませんか？　そんな低栄養の食事では体力がなくなり、病気にかかりやすく、かかったら長引きやすくなってしまいます。

ＭＥＣ食は、免疫力のアップもできる食事です。よっぽどのことがなければ病院にかかることもなくなり、ひいては長寿にもつながるのです。

第４章　人類はもともと肉食動物だった

農耕が始まったのは1万年前

ヒトにとっての「正しい食事」とは、どういうものでしょうか？

第3章では、巷で「ヘルシー」だといわれている食事が、いかに非科学的かつ曖昧なものであるかを、いくつかの面から提示しました。第4章では、人類の歴史を振り返りながら、ヒトが食べるべき食事のありようを探ってみたいと思います。

野生の生き物たちは、肉食動物も草食動物も必死に食料を探して食べ、パートナーを見つけて後世に子孫を残し、多くは子育てをして一生を終えます。ネイチャー番組などでそんな姿を見ると、私たち現代人は生き物としての本分をどこかに置き忘れてしまったのではないかと考えさせられることもしばしばです。

ライオンは鹿やシマウマを狩り、コアラはユーカリを食べます。これらは、誰かに教えられたわけではなく、進化と遺伝によって身につけた選択です。ライオンがユーカリを食べたり、コアラが鹿を食べたりすることはないでしょうが、もし食べたとしたら生命を維持することはできません。待っているのは、種の絶滅だけです。

この自然界のルールは、人類にも当てはまります。現代まで絶滅せずに生きてこられたのは、自分たちにふさわしい食べ物を口にしてきたからにほかなりません。そこに私たちが求める、本当の意味で健康に過ごせる「ヘルシーな食事」の答えがあります。

ヒトは、「霊長類ヒト科・ホモサピエンス」。約700万年前に猿から分化して二足歩行を身につけ、道具や火の使用を覚え、70億人が暮らす現代の繁栄を実現させました。しかし、まだ野生動物に近かった時代には衣服も靴も家ももっておらず、主に身のまわりの生き物などを捕えて食べる狩猟・採集生活を営んでいました。

年代については諸説ありますが、もともとの居住地であるアフリカ大陸から世界各地に移動を始めたのは、今から10万年ほど前のことといわれています。大きく分けて、中東からインドを経て東方のアジア方面に向かったグループと、中東から北方のヨーロッパ方面に向かったグループのふたつがあります（便宜上、すべて現代の国名や地域名で表記します）。

移動の最大の目的は、食料の確保。地球の気候変動などの理由から食料（獲物）が減ってしまい、やむなく生活の場を移すしかなかったのです。そのため、アジアに移ったグループの一部はさらにシベリアやアラスカへ、ヨーロッパに移ったグループの一部は北欧やグリーンランドへと歩みを進めました。彼らがなぜ寒い地域に移動したかといえば、そこにマンモスという巨大な獲物がいたからです。

一方、アジアからオーストラリアに向かったグループや、アラスカから南下したグループもいました。こうして、人類は地球全体に生活の場を求めていきました。

最後の氷河期であるヴェルム氷河期が約1万2000年前に終わりを告げると、人類は歴史上最大の変革を迎えます。その約2000年後（今から約1万年前）に、メソポタミアや東アジアで農耕を開始するのです。

きっかけは、身近に生い茂っていた野生の雑穀の中から、栽培に適した種類を見つけ出せたこと。そうして栽培された作物は、ほぼ同時期に始まった牧畜のためのエサとして使われました。遂に人類はこの時期、いつ獲物がとれるかもわからない不安定な狩猟・採集生活に別れを告げ、農耕と牧畜による定住生活へと移行したのです。収穫された穀物のごく一部は、自分たちの胃袋にも収められました。

ところが、北方のグループに農耕はできません。見渡すかぎり厚い氷に覆われた寒冷地では、作物を育てることなど不可能だからです。事実、その地域で古くからの伝統にのっとった暮らしを続けているイヌイットの中には、現代でもアザラシや鯨やトナカイなどの生肉中心の食生活を送っている人たちがいます。

同様に、アフリカなどの未開地で今も原始的な生活を送っている人たちの食生活でも、いちばんのごちそうは猪や小動物などの肉。その次が魚や昆虫類で、最後が芋類や球根類などでんぷん質の食べ物です。

700万年にわたる人類史の中で、農耕が行われたのは最近の1万年だけ――。この歴史的事実だけを見ても、ヒト本来の食性が何であったかは明らかです。そう、ヒトはもともと肉を主食にして生きる野生動物だったのです。

港川人とアイスマンの食卓

一説には、古代人は肉だけではなく骨髄を主食にしていたとの見方もあります。肉食動物が食べ残した骨を石器などで割り、中身の骨髄を食べるのです。実際のところ、古代人は現代人よりはるかに顎や歯が発達しており、硬い骨も難なく噛めたようです。

植物性の食べ物を口にしていたのは、せいぜい木の実か果実ぐらい。果実といっても、何度も品種改良を重ねた結果としての〝人工物〟である現代のフルーツとはまったく異なる、ほとんど甘みのない野生種です。栄養に乏しく、年間を通じて採集できるものでもないので、それで生命を維持できたとはとうてい考えられません。

このことは、はるか遠い古代の日本に住んでいた、私たちの直接の祖先の食生活からもうかがい知ることができます。

日本国内の遺跡で最古とされているのは、約1万7000年前の沖縄で生きていた「港川人」のもの。その発掘調査で見つかったのは、主に鹿や猪など陸生生物の骨をはじめ、鯨や魚など海生生物の骨や貝殻でした。この内容は、1万7000年前にはまだ人類が農耕を身につけていないという歴史的事実とも符合します。

一方、農耕開始以後の古代人の食生活は、考古学上とても貴重なひとつの標本が証明してくれています。港川人からずいぶん進んだ時代のアルプスの氷河から発掘された男性のミイラで、その名も「アイスマン」。5300年ほど前に生きていたとされる人物です。

生前の姿のまま氷に閉じ込められていた遺体を解剖したところ、胃から出てきたのは山羊と鹿の肉、果物の皮と種、パンのように加工された穀物などでした。現代のものとは異なる原始的なものではあれ、5300年前にはすでにパンが作られていたのです。

さらに、鹿の肉からはウジの残骸が見つかり、新鮮な肉だけでなく腐肉を口にしていたことも判明しています。それが鹿の死骸の腐肉なのか、保存食もしくは携行食だったのかは解き明かされないでしょうが、こうしてアイスマンは古代人が肉食をしていた事実の物的証拠となってくれました。ちなみに、彼は山羊、羊、牛の皮を組み合わせた衣服を身につけ、鹿と熊の皮でできた靴をはいていたそうです。

港川人とアイスマンとのあいだには、約1万2000年もの年代の開きがあります。人類はその間に農耕を開始し、アイスマンは肉食を中心にしつつも、港川人が見たこともないパンを食べていました。両者の食生活の違いからも、農耕によって人類の食生活が大きく変わったことが、はっきりと確認できるわけです。

ヒトには草食動物の機能がない

ヒトは、700万年の歴史のうち699万年ものあいだ、肉食動物として生きながらえてきました。同時に、肉食動物としての進化も遂げてきました。

前項で述べたような状況証拠に加え、人体の構造にも肉食動物である明確な証拠がありま す。その最たるものは、人体が食物繊維を消化できないということ。ここから、「ヒトは草食動物ではないのだから、肉食動物である」との反証が成り立ちます。そこで、まずは草食動物の消化器官がどうなっているかを見てみましょう。

草食動物の代表である牛や馬は、草しか食べません。とすると、たんぱく質も脂質も摂取できないはずなのに、あの大きな体を維持しています。なぜかといえば、栄養価の低い草からアミノ酸（たんぱく質など）をつくりだす機能を、自前で備えているからです。

ご存じのとおり、牛は4つの胃をもっています。体重400キログラムの牛のうち、胃だけで100キログラムもあるといいますから、どれだけ巨大かおわかりになるでしょう。

その食事法は、いったん咀嚼《そしゃく》して飲み込んだ草を、胃から口に戻して再び咀嚼する反芻《はんすう》をくり返しつつ消化するというもの。4つある胃を「反芻胃」といい、同様の仕組みをもつ反芻胃動物には、羊、山羊、キリン、鹿、ラクダなどがいます。

牛の反芻胃の中には、合計数十キログラムにもなる莫大な数のバクテリアが棲《す》んでいます。このバクテリアこそが、牛の巨体と生命を支える鍵というべき存在です。

牛が食べた草は、まず胃の中でバクテリアのエサになります。すると、バクテリアが草を発酵させて有機酸（酢酸・乳酸・プロピオン酸など）を合成し、牛はその有機酸をエネルギー源として利用します。つまり、牛の反芻胃は消化器官というより、「バクテリアの発酵タンク」に近いわけです。

バクテリアの役割は、それだけにとどまりません。豊富なエサが供給されることでかぎりなく増殖し、短いスパンで次々と生まれては死ぬ世代交代をくり返します。その大量の死骸がどうなるかといえば、今度は牛の貴重なたんぱく源として吸収されるのです。

牛にとってのバクテリアは、生きているときと死んでからの2度も役立ってくれる、かけがえのない存在。この相互関係があるからこそ、牛は進化し続けられたといえます。

地球の歴史の中で、牛より登場が早かった馬の場合は、構造がもう少し単純です。バクテリアの発酵タンクに当たるのは、消化器官のいちばん後ろにある盲腸と大腸。こちらも牛の胃と同様、体重400キログラムのうち100キログラムを占める巨大さです。ただし、牛が腸の前にある胃を発酵タンクにしているのに対し、馬は肛門側の盲腸ですから、たんぱく源としてのバクテリアの死骸を栄養源として利用することができず、排泄するしかありません。この点が、牛よりちょっと単純というわけです。

草食動物には、こうした構造の消化器官を備えていない生き物もいます。たとえば、「糞食」によってバクテリアを代々受け継ぐ手法を採用したタイプなどがおり、その代表選手はオーストラリアの固有種であるコアラです。

コアラは一生のほとんどを樹上で過ごし、ユーカリの葉しか食べません。となると硬い繊維を消化する手段が必要ですが、生まれたときにはまだ体内バクテリアをもっていません。そこで、赤ちゃんコアラは離乳食として母親の便を食べ、それに含まれるバクテリアを譲り受けます。そうして、やっとユーカリの繊維を消化できるようになるのです。

多くの草食動物はこのように、反芻胃や糞食などによって植物を消化・分解する能力を得て、アミノ酸やビタミンを摂取しています。進化の過程で、消化系統のどこかに大きな変更があったわけですが、人類はその道を選択しませんでした。このことは、ヒトの盲腸が大型化することなく、逆に退化してしまったことからも想像できます。以上のことからわかるように、ヒトからは草食向けの仕組みが完全に欠落しているわけです。

98％がんにならないチンパンジー

さらなる証拠は、インスリンの存在。このインスリンのあり方が、ヒトが根本的には草食に適していないことを示しているのです。草食を現代的に翻訳すれば、炭水化物食（穀物・果物・野菜中心の食事）ということになります。

インスリンは体内でさまざまな役割を担っており、なかでも重要な任務は血糖値を下げること。ヒトが食べた糖質が消化・分解されてブドウ糖として吸収されると、膵臓のβ細胞から分泌されて血糖値を下げる（血中のブドウ糖を細胞に送り込む）のでしたね？

ブドウ糖は、人体のエネルギー源です。ところが不思議なことに、それを細胞に送り込むホルモンは、唯一インスリンしかありません。普通に考えれば、エネルギー摂取に関わる媒体であるインスリンは非常に大切な物質ですから、何らかの事情によって枯渇するなどした際のセーフティネットとして、スペアに相当するものが用意してあるはずです。しかし、人体のどこを探しても、そういった物質は見当たりません。

反対に、血糖値を上げるホルモンは何種類も存在します。それらを総称して「インスリン拮抗ホルモン」といい、β細胞の隣にあるα細胞が分泌するグルカゴン、副腎が分泌するアドレナリン、脳下垂体が分泌する成長ホルモンなどがあります。

この事実から推察できるのは、古代人にとって糖質はさほど必要な栄養素ではなかったということ。当時は糖質を含むものをほとんど食べていなかったのですから、その程度・頻度の血糖値上昇に対応するホルモンは、インスリンひとつで事足りたというわけです。

翻って、現代人はどんなものを食べているでしょうか？「ヘルシー」や「低カロリー」という間違ったイメージが蔓延したせいで、穀物・果物・野菜中心の〝草食〟です。栄養素でいえば、炭水化物のオンパレードです。

農耕が始まって以来の、わずか1万年程度の進化ではDNAの書き換えが行われないため、ヒトは今も食物繊維の消化はできません。にもかかわらず、本来の食性と異なる食生活を送っているのが、私たち現代人。そして、この大きなボタンのかけ違いこそが、現代人に多くの病気や体調不良をもたらしている原因だと考えられるのです。

DNAの99％がヒトと同じであるというチンパンジーが、がんによって死亡する確率は2％未満。対して、ヒト（日本人）は30％もの高率です。がんの原因には、食事だけでなく飲酒や喫煙やストレスも含まれるので一概には断定できませんが、このデータだけを見ればチンパンジーのほうが自分の体質に合った食生活を送っているようです。

猿は草食じゃないの？　という方がいらっしゃるかもしれませんが、多くの猿は基本的に雑食です。この700万年間、猿もそれぞれの進化を遂げているので、種によってまったく異なる食性をもつようになりました。たとえば、チンパンジーやヒヒが狩りをして肉食をする習性はよく知られていますし、スローロリスは昆虫を好んで食べます。

純粋な草食としての進化を遂げた種もおり、アフリカ中部に生息するコロブスは牛と似て

3つに分かれた胃をもっています。これによって、ある種の木の葉を消化できるため、同じ森に住むほかの猿との食料戦争に勝ち抜けるわけです。

例にあげた牛や馬やコアラやコロブスは、食べた植物からたんぱく質を体内合成することができます。したがって、彼らにとってのたんぱく質は「非必須栄養素」です。

しかし、ヒトは食物繊維を消化できません。牛やコロブスのような特殊な構造の消化器官ももっていませんし、コアラのように母親の便も食べません。ということは、ヒトにとってのたんぱく質は、食事からの摂取が欠かせない「必須栄養素」です。一方、ブドウ糖を体内合成することは可能なので、炭水化物は「非必須栄養素」です。

これで、やっと答えにたどり着けました。

私たち現代人が植物（炭水化物）ばかりを食べている食生活は、せっかく699万年にわたって練り上げた、肉食動物としての遺伝子情報に逆らっているということ。「動脈硬化になる」などと決めつけて必須栄養素を食べず、「ヘルシー」といって非必須栄養素ばかり口にしているのは、とてもおかしなことなのです。

米や小麦が主食になったのは最近

日本人の主食は何かと聞かれれば、誰もが「米」と答えるはずです。とはいえ、そうなった理由や時期についての質問に正答できる人は少ないでしょう。

明治時代？　江戸時代？　平安時代？　弥生時代？　縄文時代？　それとも、もっと大昔の話でしょうか？　実は、割と最近の話です。

古代の地球でも、イネ科の植物は熱帯から亜熱帯にかけて広く繁茂していました。アフリカ原産の雑穀がインドから中国方面に広がり、黄河流域でアワやヒエなどの栽培が始まったのは、およそ1万年前。毒性がないうえに保存が容易で、食べればおなかいっぱいになる食物を発見したことは、人類にとってエポックメイキングな出来事でした。

その後、約7000～8000年前頃には、揚子江流域で稲の栽培が始まります。稲にはジャポニカ種とインディカ種があり、両者は野生種の頃から別の種でした。その頃の揚子江流域には野生のジャポニカ種が自生しており、人々はそれを採集して食べていたようです。野生種は多年生だったのですが、気候の寒冷化などの要因から一年生に変化したため、栽培に適するようになりました。

一方、もともと一年生であったインディカ種は耐寒性に乏しく、中国から東南アジア、インドを経由して世界に広がりました。今では、世界の米生産量の80％はインディカ種であり、多くの国でインディカ米を使った料理が食べられています。

日本に伝わったのはジャポニカ種で、時期は5000年ほど前のこと。以前まではもう少し遅い弥生時代だと考えられていましたが、近年の考古学的発見から、縄文時代後期であることが判明しているそうです。しかし、当時は雑穀のひとつとして扱われており、水稲ではなく陸稲として栽培され、主食ではなく食料の一部でしかありませんでした。

やがて、中国あるいは朝鮮半島から、水田耕作が渡来します。このときには、同時に水田や灌漑《かんがい》の知識をもつ人々が一緒に上陸したとされています。これが、わが国での本格的な稲作の歴史の始まりです。

ただし、日本人にとって米が貴重なものとなるのは、それから約３５００年もたった戦国時代のこと。歴史の授業でも習った検地が行われ、土地を面積ではなく穫れ高で表示するようになりました。加賀百万石などというのがそれで、家臣の給料も米でした。かくして、食べ物が社会経済の中心となる、世界でも珍しい体制が生まれました。

この体制は江戸時代に入っても続き、各藩は米の増産に励みました。しかし、農民は収穫のほとんどを年貢として取り上げられてしまい、自分たちは主に雑穀や芋類を食べていたようです。その傾向は、平地の少ない山間部ではさらに顕著で、紀伊半島の山あいにある森林組合の方に話を聞いたら、「江戸時代、このあたりの地域の庶民は米など食べたことがなく、主に木の実を主食にしていたという記録があります」とのことでした。

一方、集められた年貢米は江戸や大坂で売られ、一部は庶民の口にも入りました。食べすぎからビタミンB_1不足を招いて脚気《かっけ》になる人が続出し、「江戸患《わずら》い」や「大坂腫《ば》れ」などと呼ばれたことは、時代劇でもたびたび描かれるエピソードです。

こうして、わが国での米は貨幣と同等の扱いを受けるほどの高級品になりました。煮物や漬物や味噌汁のどれにでも合い、いくら食べても飽きないということからも、メニューの中心に置く食材として珍重されました。もちろん、おにぎりにすれば携行食になり、おかゆにすれば病人食になるという点でも優れた食品でした。

では、ここで冒頭の質問を思い出してください。米を主食として、日本人全員が3食ともご飯を食べるようになったのは、いつ頃からでしょうか？

答えは、第二次世界大戦中のこと。このとき実施された米穀配給制度で、やっと全国民が米を口にできるようになったのです。みなさんの身近にお年寄りがいたら、戦前はどんなものを主食にしていたか、ぜひ質問してみてください。米などはとても手に入らず、アワやヒエなどの雑穀か、芋類だったと答える方が大多数のはずです。

そして、終戦——。戦後の日本は何もかも混乱していましたが、わずか10年ほどで再起を果たして高度成長を迎えます。農業も順調に発展し、稲の品種改良も着々と進んだおかげで、人々の食生活も充実していきました。

米の消費量も増え、1962年には国民1人あたり年間118キログラムも食べることができました。しかし、そこからは食嗜好の変化が訪れ、パンや麺類が普及したことも相まって、年々減少。現在では、ピーク時の半分ほどになっています（ただし、加工品まで含めれば、２０１０年は１９７５年より30％も増えています）。

とはいえ、今でも95％以上の家庭は夕食にご飯を食べており、依然として米が主食であることに変わりはありません。

一方、麦は約1万年前にメソポタミアで栽培が始まりました。野生種の多くは種子が落ちる時期がバラバラだったのですが、その中から都合のいい品種を見つけて栽培にこぎつけたのです。硬い殻を外す技術も発達させ、できた粉を水で溶いて加工するレシピも次々と開発されていきました。

この技術がメソポタミアから東西に広がり、約７０００年前には北ヨーロッパに伝わっています。日本への伝来は、奈良時代。ヨーロッパではパン、中国では饅頭や麺、インドではナンという形で発展していったので、中国から伝わった日本では麺という形で広まりました。それが、うどんです。

話を米に戻します。米が「日本人の主食」といえるほど全国民に広まったのは、戦時中のことだと述べました。つまり、まだ70年しかたっていません。したがって、「日本人の体は米に合うようにできている。だから肉を食べたら体調を崩してしまう」などという言説は、まったくの的外れでしかないのです。

現代の菜食信仰の根底にある詩

粗食や菜食、あるいは少食が人を健康にし、ひいては長寿にするという考え方に「粗食長寿説」と名づけて警鐘を鳴らすのは、日本応用老年学会理事長の柴田博先生です。柴田先生は、「これほど人類の健康や長寿に有害な思想はありません」と著書『肉を食べる人は長生きする』の中で一刀両断し、次のように加えておられます。

〈筆者は、これまでの研究生活のかなりの部分を、この粗食長寿説の払拭に費やしてきました。しかし、粗食長寿説は1500年くらいの歴史があり、日本人のマインドコントロールはなかなか解けず、もぐら叩きのように、この説は頭をもたげます。〉

1500年もの歴史があるのは驚きですが、ここにはさまざまな宗教や文化の影響もあります。日本では、江戸時代の鎖国が大きく関与しています。

粗食や菜食を好む人たちは、現代にも多数います。ベジタリアン（菜食主義者）です。厳密にいえば「ベジタリアン」とひとくくりにするのはおかしいらしく、その中にもいくつかの段階があり、野菜以外のものを徹底的に排除する厳格なタイプから、ある程度までならたんぱく質を食べていいタイプまでの幅があるようです。

ところで、菜食を推奨する理論のひとつに日本発のものがあるのをご存じでしょうか。食文化研究家の桜沢如一《ゆきかず》氏（1893〜1966年）が20年代に考案し、ジョージ・オーサワと名乗って世界に広めた穀菜食（マクロビオティック）です。玄米や雑穀、全粒粉の小麦などを主食に、野菜や乾物や漬物といった副食を食べるという骨子は、そのまま現代の「ヘルシー」に通じるものがあります。

日本には、生き物の殺生を好まない仏教思想が根づいており、生類憐みの令などというものが制定された時期もありました。

同じ江戸時代初期に生きた儒学者・貝原益軒《えきけん》が著した『養生訓』もまた、粗食をよしとする思想にあふれていました。ただし、この本は裕福な商人や上級武士の贅沢を戒める目的で書かれたもので、庶民には当てはまりません。当時、肥満になるほどの食事ができたのは、ごくかぎられた一部の人だけだったからです。

現代の「ヘルシー」のベースにあるのは何だろうかと考えていくと、こうした歴史が見え隠れしてきます。清く正しく美しく生きる姿勢をモットーとし、肉や魚を食べることを贅沢と考えるのも、同じ根っこによるものなのかもしれません。

もうひとつ、日本で最も有名だといえる詩の存在。これもまた、粗食・菜食をよしとする考え方と清貧思想が結びついているような気がします。それは、宮沢賢治の「雨ニモマケズ」という詩です。そこにはこうあります。一部をご紹介します。

〈雨ニモマケズ
風ニモマケズ
雪ニモ夏ノ暑サニモマケヌ
丈夫ナカラダヲモチ
慾ハナク
決シテ瞋ラズ
イツモシヅカニワラッテヰル
一日ニ玄米四合ト
味噌ト少シノ野菜ヲタベ
アラユルコトヲ
ジブンヲカンジョウニ入レズニ
ヨクミキキシワカリ

ソシテワスレズ（後略）〉　（出典：青空文庫）

慎ましく誰にでも慈愛をもって生きる美しさを教えてくれる、素晴らしい詩です。この作品が、死後になって手帳の中から発見されたというのも、いかにも賢治らしいエピソードのように感じられます。

この詩からもはっきりとうかがえるように、賢治はかなり厳格なタイプのベジタリアンでした。ただし、生前に知人に出した書簡などから、ときどきはマグロの刺身や茶碗蒸しを食べたといった記述も見つかっているようです。

桜沢如一氏が穀菜食の理論を完成させ、初の講習会を行ったのが28年。33年に亡くなった賢治の手帳から見つかった「雨ニモマケズ」は、31年頃の作とされています。両者につながりがあったかどうかはわかりませんが、現代へと続く粗食・菜食信仰の原点は、どうやらこの30年頃にありそうです。

自分が何を食べるかは、あくまで個人の自由ですから、菜食主義そのものを揶揄《やゆ》するつもりはありません。しかし、賢治が亡くなったのは37歳という若さであり、当時（昭和初期）の平均寿命より10年ほど短命でした。彼がもう少し違う食生活を送っていたら、もっと多くの素晴らしい作品を残していたかもしれないのです。

元気なご長寿はみんな肉食だった

約40年前の72年当時、１００歳以上の日本人は４０５人でした。この年、日本人の平均寿命は男性70・５０歳、女性75・９４歳。スウェーデンに次いで、世界２位の長寿国でした。それが現在、１００歳以上の方は約５万４４００人もいらっしゃいます。２０１３年発表の平均寿命は、男性79・５９歳、女性86・３５歳で世界一でした。

私たち日本人は、40年間で寿命をおよそ10年も延ばしたわけです。新生児死亡率も世界一の低さですから、名実ともに世界一の健康国といっていいかもしれません。しかし、そう喜んでばかりいられない状況もあります。

それは、病気になって医療機関にかかる高齢者がたいへん多いことです。10年度には、国民全体が１年間に使った医療費（正常な分娩・健康診断・予防接種などは含まず）が37兆円を突破してしまいました。そのうち、65歳以上が全体の55・４％、75歳以上が33・３％を占めています。

このデータからも、日本人は世界一の長寿ではあるけれど、亡くなる前の何年間かは病気に悩まされるケースが多いという現状が浮かんできます。健康寿命との差は、男性で約９年、女性で13年弱にもなるのです。

では、どうすれば健康で長生きできるのでしょうか？

みなさんが目指すゴールは、そこにあります。一説によれば、ヒトは120歳まで生きられるよう神様に設計されているそうですから、なるべく病気にならず、家族に介護してもらったりせずに天命をまっとうする方法を考えたいのです。それには、やはりヒト本来のデザインにのっとった食生活がいちばんです。

ヒトは、肉食動物です。このことは、ヒトの胃腸が食物繊維を消化できない事実だけを見てもわかりますし、長生きのお年寄りの食生活からも想像できます。

72年、東京都老人総合研究所（現・東京都健康長寿医療センター研究所）が興味深い調査を実施しました。復帰直後の沖縄を含め、全国に405人いた百寿者（100歳以上の方）のうち105人を家庭訪問し、普段の生活ぶりを調べたのです。すると、なんと105人全員が肉食中心の生活をしており、肉や魚を入手しづらい山村にお住まいの方だけは、その代わりに毎日7個もの卵を食べていたそうです。

この調査結果は、まさに私の考える「健康食」のあり方と見事にマッチします。肉食、つまり高たんぱく質・高脂質の食事は長寿をもたらし、医者いらずで元気な日常生活を送れるということです。

こうしたことは、高齢になっても現役で活躍している方々の声からもわかります。13年、

80歳にしてエベレスト登頂に成功した三浦雄一郎さんは帰国後にテレビ出演し、700グラムのステーキをペロリと平らげていました。そして、「今日はちょっと少なめ。いつもは1キログラムぐらい食べますから……」と飄々と語っていた姿が印象的でした。

自らに超人的なトレーニングを課している三浦さんはあまりにも特別で、一般人と比べるのはちょっと酷かもしれません。でも、ほかにも肉食で元気をつくり、現役で活躍しているお年寄りは何人もいらっしゃいます。

ピアニストの室井摩耶子さんは、1921年生まれ。35歳のとき、ベルリンで一緒に学んでいた女子学生が〝超肉食〟で、体は細いのにスタミナがある姿を見て圧倒され、外国人との体力差に負けてはいられないと自分も見習うようにしたとのこと。

すると集中力が上がり、いつもの倍の時間の練習をしてもまったく平気だったそうです。こうした食生活は90代になった今も続いており、毎日の夕食はヒレステーキ、牛タン、鶏肉の鍋など。コンサート当日は朝からヒレステーキを食べ、「お肉を食べておかないと、2時間も弾き続けられません」とおっしゃっています。

染色家の木村孝《たか》さん（女性）は、20年生まれ。毎日肉を食べ、ビーフシチューやステーキが大好物です。自宅の冷蔵庫にはローストビーフが常に入っていて、「出来合いのものでもいいじゃないですか。きれいに盛りつければ、気分も華やぎます」と、食事の際にも美を愛《め》でる心を忘れていません。

マスターズ陸上選手の守田満《みつ》さん（こちらも女性）は23年生まれで、69歳から陸上競技を始めました。以来、短距離の年齢別日本記録・世界記録を何度も更新し、自宅には240個ものメダルやトロフィーが飾られています。90歳で出場した九州マスターズ陸上競技選手権大会（2013年7月）の100メートル走では23秒80をたたきだし、それまでの90代日本記録である50秒90を半分以下に縮めました。2ヵ月後の10月には国際ゴールドマスターズ大会に出場し、23秒15の世界新記録を樹立しています。

この「世界最速おばあちゃん」の食事も、朝からポークソテー。それをペロリと平らげるだけでなく、生卵も飲んでいます。「いつもは1個ですが、試合の日には精をつけるために2個飲みます」と語り、目標は100歳以上の世界記録を更新することだそうです。

きわめつきは、やはり医療界の巨人・聖路加国際病院の日野原重明先生でしょう。御年102歳にして、現役で医師の仕事をこなす原動力は、やはり肉食。聞くところによれば、「2年先のスケジュールまで埋まっている」のだそうです。

こうして、お年寄りたちは肉や卵、つまりたんぱく質と脂質を十分に摂取することで健康を維持し、仕事もこなし、長寿を達成しておられます。室井摩耶子さんが弾くベートーベンなどは、本当に見事としかいいようのない完成度。CDも発売されており、一部は動画投稿サイト・ユーチューブでも見られますので、ぜひご覧ください。

私がいる沖縄は都道府県別平均寿命のランキングを下げている一方で、元気なお年寄りも大勢いらっしゃいます。そういう方々に話を聞くと、やはり若い頃から琉球文化独特の肉料理が大好きだったそう。テビチ（豚足）やラフテー（豚の角煮）などの話になると止まらなくなるほどで、体も脳も健康そのものですし、みなさんとても活発です。

諸先輩方の食生活には、見習うところがたくさんあります。若い時分から粗食や菜食ばかり続けていては、こんなふうに元気な老後を送れる可能性は低くなることでしょう。

カロリー摂取量世界ランキング

10万年前にアフリカ大陸から世界中に散らばった人類は、それぞれの地に住みついて現代まで生き延びました。先進国の人々は近代文明を謳歌し、私たち日本人は新幹線で東京―大阪間を2時間半で移動することができます。家では24時間いつでも電気・ガス・水道を使い、夏は冷房、冬は暖房の恩恵にもあずかっています。

こうした近代文明を源流まで遡ると、18世紀半ばから19世紀にかけて起きた産業革命にたどり着きます。人々の食生活も大きく変わっていくことになるのですが、最も大きな変革は農業において大量生産が可能になったことでした。

アメリカの風景写真によくある、「見渡すかぎりのトウモロコシ畑」というのが、ひとつの象徴です。大型の機械を導入して大量に生産できるうえ、加工・保存・輸送・流通などの技術も発展していきました。これが、現代人の食生活を支える根幹です。

これらが実現したことにより、先進国に住む人々が食べるものに困ることはまずありません。日本でも、餓死する人はほとんど存在していません。

ここで、現代の人類が毎日どれだけの量の食事を摂取しているのかを見てみましょう。第3章で、「カロリーは机上の空論」などと述べましたが、便宜上ここで少しだけ「カロリー」の概念を使用することをお許しください。

国際連合食糧農業機関（FAO）による07〜09年の調査結果に、次のような世界ランキングのデータがあります。国民1人当たりの、1日の食事供給量をカロリー換算したものです。ベスト20をあげてみましょう。

1位オーストリア3814キロカロリー（以下、単位略）、2位アメリカ3738、3位ベルギー3736、4位クウェート3695、5位トルコ3678、6位ギリシャ3651、7位イタリア3622、8位ルクセンブルク3609、9位ポルトガル3604、10位アイルランド3590、11位イスラエル3580、12位フランス3550、13位ドイツ355

46、14位リトアニア3496、15位ルーマニア3492、16位ハンガリー3488、17位ノルウェー3472、18位カナダ3454、19位イギリス3446、20位スイス3439
（中略）90位日本2771

　このように、データによれば、日本は2771キロカロリーで90位。首位のオーストリアには、約1000キロカロリーも離されています。アジア諸国の中でも低いほうに位置しており、韓国（3174キロカロリー／43位）、中国（3000キロカロリー／62位）、マレーシア（2877キロカロリー／74位）などよりも下です。

　この手のデータはほかにもあり、厚生労働省の平成23年「国民健康・栄養調査」では、日本人の平均は1840キロカロリー。世代別になっており、最も多い15〜19歳が2134キロカロリー、働き盛りの40〜49歳では1863キロカロリーしかありません。

　FAOのデータに戻ってワースト10を下から順に見てみると、エリトリア、ブルンジ、ザンビア、ハイチ、東ティモール、エチオピア、ケニア、アンゴラ、北朝鮮、チャド。これ以外にも、ワースト40はほとんどアフリカ諸国で占められています。こちらに、さきほどの1840キロカロリーを当てはめると、見事ワースト4位にランクイン。これだけを見れば、日本人は著しいほどの低栄養状態にあるといえるのです。

ともあれ、産業革命以降の農業における幾多の発展が、現代を生きる人類の胃袋を支えているのは事実。そして、その大半は大量生産ができ、保存も容易で、さまざまなレシピに対応できる植物——穀物で占められているのです。

もちろん、ここには政治・経済の事情も密接に絡んでいます。わが国でも米の生産は厳密にコントロールされており、増産を目指してひたすら突き進んでいた高度成長期には、国内第2位の広さを誇っていた湖（秋田県・八郎潟）を埋め立ててまで、米の生産力を上げようとしたこともありました。

産業革命に起源があった食の病

もうひとつ、穀物とともに人類に大きな影響を与えた食品があります。砂糖です。

砂糖は、紀元前2000年頃にインドで初めてつくられたとされています。原料は、サトウキビでした。それが中国を経て日本に伝わったのは、奈良時代に鑑真が持ち帰ったのが最初だといわれています。

砂糖の大量生産が可能になったのは、16世紀のこと。ブラジルがサトウキビの一大生産地になり、そこから世界へと広まっていきます。それが、カリブ海近隣諸国のプランテーションによって、一気に増大していきました。

18世紀に入ると、テンサイ（サトウダイコンとも呼ばれますが、正しくはダイコンとは別の植物）から砂糖を取りだす技術も、ドイツで開発されました。ここから砂糖は、「大航海時代」「奴隷」「産業革命」などのキーワードとともに世界に広まり、現代においてはどの家庭にも置かれる一般的な調味料となり得たのです。

産業革命は、蒸気機関の発明によって人々に多くの福音をもたらしただけでなく、食生活のあり方も根本から変えていきました。そしてまた、「1日3食」という習慣にも、産業革命が大きくかかわっています。

産業革命以前、地球上の人々の多くは農業（または漁業）に従事していました。いわゆる第1次産業です。人々は夜明けとともに畑で働き、日が昇って暑くなってくると家に戻って食事をし、昼寝をしたら再び畑に行って夕方まで働くという生活パターンでした。つまり、1日2食の生活が基本であり、今でもヨーロッパに根強く残るシエスタという昼寝の習慣は、ここに由来するといわれています。

この生活パターンは、産業革命によって大きく崩れることになります。工場で働くようになったのは、もともと第1次産業に従事していた人たち。ところが、生産性を重視する工場は機械を一日中稼働させるため、働く人たちにもそれに合わせた生活パターンが強いられるようになったのです。

こうして人々は、朝起きると食事をして工場に行き、昼には休憩して食事をし、夕方には帰宅して食事をするようになりました。「1日3食」の誕生です。

農耕を始める前の人類は、699万年にわたって狩猟・採集生活を送っていました。いつ獲物にありつけるかは運次第の生活ですから、1日3回の規則正しい食事など望むべくもありません。現代でもアフリカや南米などで原始的な生活をしている部族のドキュメンタリー映像を見ると、そのことがよくわかります。

人類は、1万年前に農耕を始めました。そこから社会を形成し、200年前頃からは1日に3食も食べる習慣をもったのが、私たちのような先進国の現代人です。

その象徴的な食品が穀物と砂糖、つまり炭水化物（糖質）です。こうして現代人は、もともと肉食であるという食性をどこかに置き忘れ、DNAに刻まれた情報とは異なる食事をしていることによる病気（主に生活習慣病と呼ばれるもの）に悩まされています。

それを改善するために、私たちは何をすればいいのでしょうか。

1万年前の農耕の開始、そして200年前の産業革命――。このふたつの大きな出来事によって形づくられた、食の歴史の「ボタンのかけ違え」を是正すること以外に、解決の糸口は見当たらないのです。

脳は甘い味に快楽を覚える

誰もが、甘い味が大好き。現代では、砂糖や人工甘味料などがまったく入っていない加工品を探すのは難しいほどです。そればかりか、和食と呼ばれる料理の多く——すき焼きや煮物や照り焼き——にも、これでもかというほど大量の砂糖を使います。

商品の成分表示を見ていただければわかりますが、今や醬油や味噌の一部商品にも砂糖が使われている時代。細かいところでは、納豆のタレにも入っています。

前の項で説明したように、地球上に砂糖が爆発的に広まったのは大航海時代でした。しかし、甘い味のする食品がこれほど広まったのは、つい最近のことです。

今、ある人が喉の渇きを感じていて、冷たいジュースが飲みたいとします。すると、よっぽど人里離れた山奥でもないかぎり、日本中どこでも10分以内に入手できるのではないでしょうか。24時間いつでも稼働している、自動販売機があるからです。

日本自動販売機工業会によれば、11年末時点で国内に設置されている自動販売機、自動サービス機は５０８万台余り。アメリカの約６９２万台には及ばないものの、国土面積や人口を勘案すれば、日本は世界一の自動販売機王国といえるそうです。

こうして日本人は、砂糖がたっぷり入った炭酸飲料やフルーツジュースやスポーツドリンクを、いつでも飲める環境を手に入れました。私たちが子どもだった頃には、こんな状況はありません。甘いジュースは、たまに飲める「ごちそう」であり、今もある乳酸菌飲料の原液はお中元でやりとりされる高級品でもありました。

ガラス瓶に入っていたコーラは、1本190ミリリットル。後になって発売された500ミリリットルのものは「ホームサイズ」と名づけられ、2人か3人で分けて飲むのが普通でした。ところが、今やペットボトルの500ミリリットル入りは1人分です。

みなさんも、ちょっと振り返って数えてみてください。今あなたは、砂糖が入った甘い飲み物を、週に何本飲んでいるでしょうか。それは、合計何リットルになるでしょうか。

500ミリリットルのコーラ（レギュラー）に含まれる炭水化物は、56・5グラム。毎日1本ずつ飲んだとすると、週に約400グラム。月や年にして累計すると、大変な量です。これは、体には何の栄養にもならないものですから、考えてみればかなりの無駄です。

人体にとって、砂糖を含む糖質の摂取は予想以上の負担になります。糖分を得た快楽に脳が依存し、中毒症状を起こしてしまうのです。

炭水化物は中毒を引き起こす

その点を追究したのが、アメリカ人医師のリチャード&レイチェルのヘラー夫妻。ともにマウント・サイナイ医科大学で教鞭を執る教授で、ふたりともかなりの肥満でした。より太っていたレイチェルは12歳で90キログラム、17歳で136キログラム以上（135キログラムまで測れる体重計が振り切れたので正確には不明）もあったというから強烈です。

夫妻は、子どもの頃からダイエットをくり返しては失敗する、お決まりのパターンを歩んでいました。それを解決すべく、ふたりで協力して研究を進めた結果、「ヒトが太るメカニズム」の答えを突き止めます。それは、「ある種の食べ物を食べ続けた結果、脳がエラーを起こして中毒症状を起こしてしまう」というもの。その食品こそ、炭水化物でした。

夫妻が91年にアメリカで出版し、01年に日本でも翻訳された著書『低炭水化物ダイエット』に興味深い一節がありますので、少し引用してみます。

〈炭水化物中毒がどのように異常なのかを理解するために、正常な炭水化物の代謝についてご説明しましょう。

炭水化物の摂取が続くと、摂取した炭水化物量に相応する量のインスリンが膵臓から分泌されます。この炭水化物の摂取量とインスリンの分泌量のバランスは、大変崩れやすいものです。

正常な人の場合、インスリンの分泌は炭水化物を摂取して間もなく起こり、その量はその人の普段の炭水化物摂取量で決まります。そして、このインスリンの働きにより、炭水化物のエネルギー（血糖という形で）が肝臓や筋肉細胞、脂肪細胞へ届けられるのです。

体の細胞がブドウ糖を取り込むと血液中のインスリン量は下がります。このことが引き金となって、脳内でセロトニンという脳内化学物質（神経伝達物質の一つです）が放出されます。このセロトニンの分泌があって初めて満腹感を覚えるのです。

インスリンには食欲を刺激する働きがあるため、「空腹（飢餓）ホルモン」と言われます。正常な人では、食べ始めてすぐにインスリンが分泌され、思っていたよりもおなかがすいていたように感じることがあります。そして、食事を終える頃には血中のインスリン値は下がり、「食べなさい」という脳からの命令が止まって、満腹感を覚えるようになります。

数時間後、体が血液中のブドウ糖をいくらか消費すると、当然、インスリン対ブドウ糖の比率が変わります。インスリンの比が増えると、再び「食べなさい」という脳からの命令が出るようです。この脳からの信号を我々は空腹感として感じます。正常な人は、これを感じた時に食事を摂り、一連のプロセスが繰り返されるのです。

ところが、炭水化物中毒症では、炭水化物を摂取した直後、必要以上のインスリンが血液中に放出されてしまいます。その際また炭水化物を摂取していたとしたら、さらに多くのインスリンが分泌されてしまいます。インスリンが過剰に分泌されると、脳はそれを、体の細胞に炭水化物からのエネルギー（ブドウ糖）をたくさん取り込まなくてはならないという命令であると誤解し、糖の代謝が正常に行われなくなるのです。

過剰に放出されたインスリンは血液中を流れます。インスリン値が下がらないと、セロトニン（神経伝達物質）の分泌も行われず、炭水化物中毒症の患者は満腹感を得られないのです。満足することもありますが、数時間のうちに再びおなかがすいてしまいます。その空腹を満たそうと、さらに炭水化物を摂ってしまうと、より多くインスリンが分泌されてしまい、なおさら満腹感が得られにくくなるのです。

この悪循環が、炭水化物中毒症の身体的なプロセスなのです。〉

ちょっと怖い内容ですが、ヘラー夫妻の指摘は本当です。

健康な人は、炭水化物を摂取してもすぐに正しい量のインスリンが分泌され、血液中に放出されたブドウ糖を的確かつスピーディーに処理します。

ところが、中毒の状態にある人はインスリンの分泌が間に合わず、血糖値が急激に上昇してしまいます。ここで、慌てた脳が大量のインスリンを分泌するため、今度は血糖値が急激に下げられます。

図表7は模式的なもので、食後高血糖の人が炭水化物中毒に当たります。健康な人のゆる

やかなラインに比べて、食後高血糖の人はラインが尖っています。これを、「グルコース・スパイク」（グルコースはブドウ糖、スパイクは突起のこと）と呼びます。

食後血糖値のラインがゆるやかであれば、特に問題はありません。しかし、急激に下がってしまうと、脳は「体のエネルギーが枯渇する」と判断し、「すぐに食べなさい」という命令を出す（空腹感を覚える）ことになるのです。

つまり炭水化物中毒とは、「実際には空腹でもないのに、次から次に食べたくなる〝偽空腹〟ともいえる状態」をつくりだすもの。このときの食欲は強烈なので、どんなに我慢強い方でも耐えきれるものではありません。その結果、夜中に起きだして冷蔵庫をあさることになり、ひいては肥満につながっていくのです。

ある意味、これが習慣化したのが3時のおやつ。きちんと昼食を食べたのに、その2〜3時間後に空腹を感じるというのは、食後血糖値が急激に下がっている証といえるでしょう。程度によりますが、そういう自覚がある方は、炭水化物中毒を疑ったほうがいいのかもしれません。

3時のおやつで食べるのは、たいてい甘いものと決まっています。これもまた、脳がブドウ糖を欲していることの表れです。

ヘラー夫妻が発見した炭水化物中毒は、「砂糖中毒」や「白米中毒」などという言葉にな

図表7 食後血糖値の比較（例）

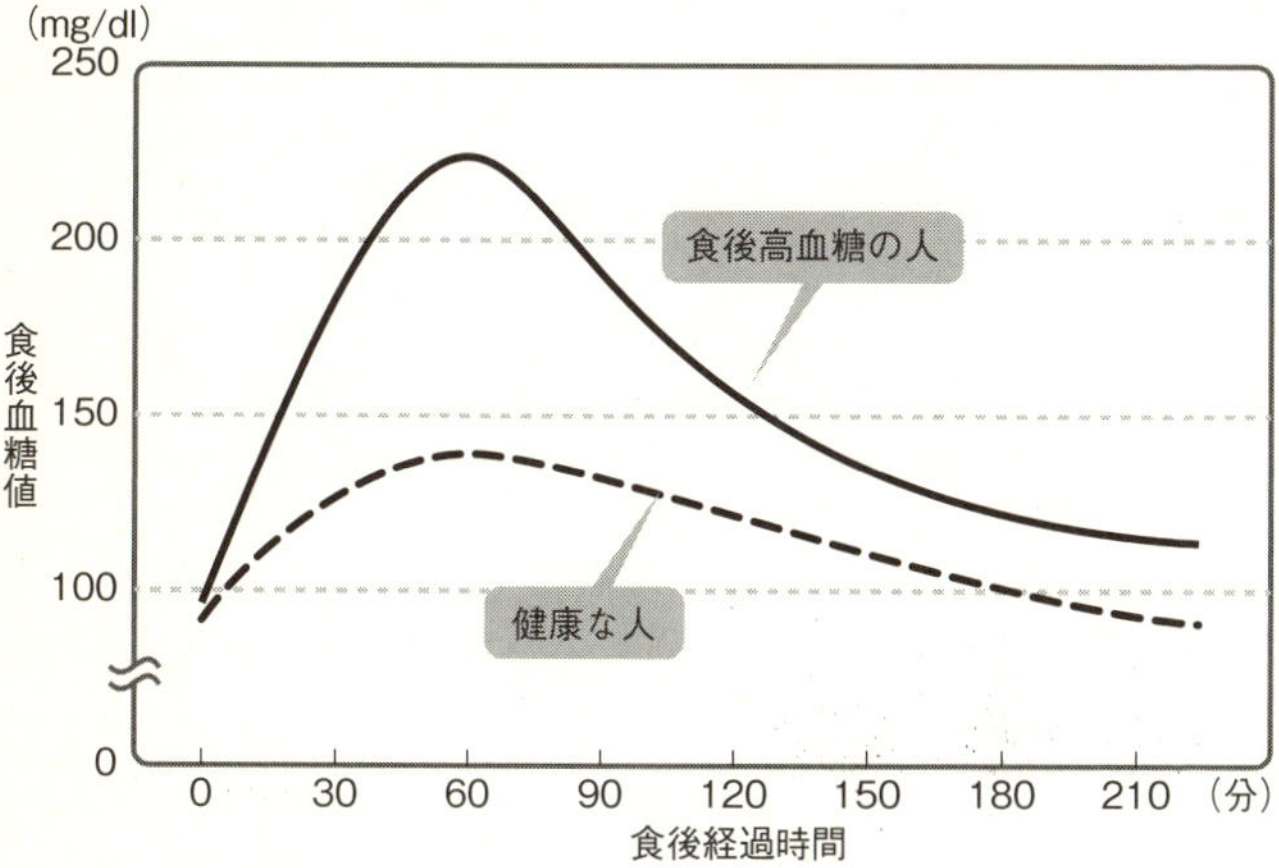

って、今も本としてたびたび出版されています。どれも基本的には同じ理屈ですが、砂糖についてはヘラー夫妻とはやや異なる形の解釈もありますし、明確に「毒」とする意見を主張する学者も少なくありません。

炭水化物は、ブドウ糖がいくつも結びついたもの。それ自体に甘みはありませんが、口に入れれば砂糖と同じ。食べすぎれば、中毒になる危険性がとても高いのです。

私と同じ考えをもって診療している今西康次医師の著書『ダイエット外来の減量ノート』でも、炭水化物中毒について触れられています。以下の5点が兆候とのことですので、自分が当てはまらないかどうか、ちょっと考えてみてください。

〈○いつも食べることばかり考えてしまう
○満腹感が得られず、食後2〜3時間で空腹になる
○常に疲労感があり、気力や活力がない
○原因不明の怒りや不安を覚えることがある
○イライラしたり、感情が高ぶったりする〉

なお、この項においてはヘラー夫妻の著書に合わせて「炭水化物」としましたが、正確には「糖質」を指していることはいうまでもありません。

沖縄が長寿県から脱落した真相

日本人はこのところ、肥満率(BMI25以上)をぐんぐん上げています。女性は多少横ばい気味ではあるものの、20歳以上の男性は顕著な右肩上がり。厚生労働省の「国民健康・栄養調査」によれば、87年20・4%、97年23・3%、07年30・4%ということですから、20年間でちょうど10ポイント増加したわけです。

図表8　2012年　都道府県別肥満率

順位	都道府県	肥満率%
1	沖縄県	45.2
2	宮崎県	44.7
3	栃木県	40.5
4	福島県	40.3
5	徳島県	40.1
6	宮城県	39.5
7	岩手県	38.7
8	北海道	38.5
9	青森県	38.0
10	高知県	37.6
11	大分県	37.3
12	長崎県	36.5
13	熊本県	33.7
14	鹿児島県	33.5
15	愛媛県	33.0
16	奈良県	32.6
17	千葉県	31.7
18	和歌山県	31.5
19	大阪府	31.4
20	佐賀県	31.3
21	秋田県	31.2
22	茨城県	31.2
23	埼玉県	31.0
24	東京都	30.5

順位	都道府県	肥満率%
25	神奈川県	30.3
26	福岡県	29.8
27	富山県	29.6
28	群馬県	29.6
29	広島県	29.4
30	愛知県	29.4
31	山形県	29.3
32	三重県	29.2
33	岐阜県	29.2
34	石川県	28.4
35	島根県	27.8
36	新潟県	27.7
37	兵庫県	27.7
38	岡山県	27.5
39	山梨県	27.2
40	長野県	25.7
41	京都府	25.6
42	香川県	25.4
43	静岡県	25.2
44	鳥取県	25.1
45	滋賀県	23.0
46	福井県	22.5
47	山口県	22.1
	全国平均	31.1

出典：厚生労働省　「国民健康・栄養調査」

男			女		
順位	全　国	平均寿命	順位	全　国	平均寿命
		79.59			86.35
25	山梨	79.54	25	北海道	86.30
26	島根	79.51	26	長崎	86.30
27	新潟	79.47	27	鹿児島	86.28
28	徳島	79.44	28	山形	86.28
29	群馬	79.40	29	岐阜	86.26
30	沖縄	79.40	30	三重	86.25
31	福岡	79.30	31	愛知	86.22
32	佐賀	79.28	32	静岡	86.22
33	鹿児島	79.21	33	徳島	86.21
34	北海道	79.17	34	千葉	86.20
35	愛媛	79.13	35	兵庫	86.14
36	茨城	79.09	36	鳥取	86.08
37	和歌山	79.07	37	山口	86.07
38	栃木	79.06	38	福島	86.05
39	山口	79.03	39	秋田	85.93
40	鳥取	79.01	40	大阪	85.93
41	大阪	78.99	41	群馬	85.91
42	高知	78.91	42	埼玉	85.88
43	長崎	78.88	43	岩手	85.86
44	福島	78.84	44	茨城	85.83
45	岩手	78.53	45	和歌山	85.69
46	秋田	78.22	46	栃木	85.66
47	青森	77.28	47	青森	85.34

出典：厚生労働省　「国民健康・栄養調査」

図表9　2012年　都道府県別平均寿命

男			女		
順位	全　国	平均寿命 79.59	順位	全　国	平均寿命 86.35
1	長野	80.88	1	長野	87.18
2	滋賀	80.58	2	島根	87.07
3	福井	80.47	3	沖縄	87.02
4	熊本	80.29	4	熊本	86.98
5	神奈川	80.25	5	新潟	86.96
6	京都	80.21	6	広島	86.94
7	奈良	80.14	7	福井	86.94
8	大分	80.06	8	岡山	86.93
9	山形	79.97	9	大分	86.91
10	静岡	79.95	10	富山	86.75
11	岐阜	79.92	11	石川	86.75
12	広島	79.91	12	滋賀	86.69
13	千葉	79.88	13	山梨	86.65
14	東京	79.82	14	京都	86.65
15	岡山	79.77	15	神奈川	86.63
16	香川	79.73	16	宮崎	86.61
17	愛知	79.71	17	奈良	86.60
18	石川	79.71	18	佐賀	86.58
19	富山	79.71	19	愛媛	86.54
20	宮崎	79.70	20	福岡	86.48
21	三重	79.68	21	高知	86.47
22	宮城	79.65	22	東京	86.39
23	埼玉	79.62	23	宮城	86.39
24	兵庫	79.59	24	香川	86.34

図表8の12年のデータでは、31・1％。実に10人中3人が肥満であり、しかも首位の沖縄県は45・2％で、最下位・山口県の22・1％の倍以上で男女ともトップの座に君臨しています。

以前は、都道府県別平均寿命で男女ともトップだった過去もあり、長寿の島として世界的に名を馳せていました。ところが、00年に男性が一気に26位まで後退し、「26ショック」などといわれた頃からずっと低迷しています（その前の95年調査では4位）。12年のデータでは、ついに女性も首位から陥落してしまいました（図表9）。

人工透析の新規導入でも全国1位。ほかにも、生活習慣病関連のデータがことごとく悪化していることから、「沖縄クライシス（危機）」とも呼ばれています。これは事実ですし、臨床医として毎日患者さんに接している経験からも、県民の健康状態がおしなべて右肩下がりの傾向にあることは明確に感じています。

しかし、どうにも納得できないのは、沖縄クライシスの原因として必ず取り沙汰されるのが、「食の欧米化」と「運動不足」であること。県内の多くの医療機関も、この2点をしきりに啓蒙しています。自治体主導で指導を行っている市町村もあります。

食の欧米化とは、72年に返還されるまでの27年間にわたり、戦後の沖縄県がアメリカ統治下にあった事実にのっとっていわれるもの。ところが、それは沖縄の食の歴史を見誤った、まったく見当外れの認識です。

アメリカの統治とともに食文化が輸入され、県民がこぞってステーキやハンバーガーを食べるようになった状況など、沖縄では起きていません。というよりむしろ、肉をよく食べていた琉球食文化の伝統が薄れるとともに、穀物や野菜中心の食生活に変わっていきました。これが、戦後の沖縄県民に起きた食生活の変革です。

本土では、3世紀に農耕が確立しました。同時に、仏教の伝来などによって、肉食を〝けがれ〟とする思想もあり、生き物の殺生や肉食を禁じる法令がたびたび出されます。こうして肉食が忌避され、穀物・野菜中心の食文化が形成されました。

対して沖縄では、琉球王朝時代（1429〜1879年）に養豚が盛んになり、山羊も食べられていました。以来、肉食中心の食文化が600年以上も続いたのです。そのことは、沖縄県内にはほとんど田んぼがなく、米の自給ができないという事実からもうかがえます。

交通手段の確立した現代ならともかく、小さな木造船しかない時代に、本土との大規模な交易は不可能。そうして独自の食文化が形成され、本土の人に比べて肉をたくさん食べていたことが、琉球を〝健康と長寿の島〟につくり上げました。

しかし、この独自の素晴らしい食文化も、戦後の急速な近代化の波にのまれていくことになります。フールー（民家の豚小屋）が廃止され、チーイリチー（野菜などを豚の血で炒めたもの）やラードも敬遠されるようになりました。それが戦後の沖縄であり、アメリカは偶然その時代に統治していただけのことです。

沖縄県民が肉を食べなくなった傾向は近年ますます強まり、最近の総務省統計（都道府県庁所在市に政令指定都市を加えた51自治体対象）では、那覇市民の肉消費量は牛肉部門でも豚肉部門でも44位。琉球伝統の肉食文化は、すでに姿を消しているのです。

それなのに、沖縄クライシスの原因を「食の欧米化」と決めつけるのは、明らかな事実誤認といわざるを得ません。沖縄県民に肥満や糖尿病が急速に増え、都道府県別平均寿命の順位を下げた原因が何かといえば、肉食から草食（穀物・菜食）に変わってしまったから。沖縄県民は、「食の本土化」によって健康状態を著しく悪化させたのです。

しかし、県内の医療機関のほとんどは、今もカロリー制限食ばかり指導しているのが実情です。ある自治体が住民に行っている健康啓蒙活動の内容も、「野菜をたくさん食べて、適度な運動を」という具合。その間違った指導こそが人々に多くの病気をもたらし、肥満率も全国1位にさせている元凶だということが、まったくもって理解できていないのです。これでは、久山町の悲劇をくり返してしまいかねません。

膝や腰が痛いというお年寄りに、炎天下の沖縄で運動しろというのも無茶な話。水分の不足による熱中症や、糖分の多いスポーツドリンクの飲用による高血糖がもたらす低血糖症が待っているかもしれません。無理して運動することに、メリットなど何もないのです。

困ったことに、こうした指導をする医療関係者は今も「カロリー」や「ヘルシー」を固く信じ込んでいます。ちなみに、沖縄県内でＭＥＣ食と同様の指導を行っている医師は、私以外にはふたりだけ。全国でも、多めに見積もって１００人もいないでしょう。全国に30万人ほどいる医師のうち、たった１００人です。

とはいえ、嘆いてばかりもいられません。うれしいことに、この数は近年少しずつ増えてきていますし、理解して実践してくれる方も多くなりました。

私がこれまでに直接指導した患者さんは約３０００人、同じ沖縄にいる今西先生は約７００人。その３７００人の方々は、少なくともクライシスを乗り越えました。肥満の状態にあった方は健康的に体重を落とし、糖尿病や高血圧で薬を飲んでいた方の多くは断薬することができました。

沖縄県の人口約１４２万人に対して３７００人はわずかではあるものの、３８０人に１人という確かな数がそこにあるのです。私と今西先生の著書やラジオ番組でＭＥＣ食を知って実践している方を入れれば、もっと多いことでしょう。

この項では、沖縄県の深刻な現状について触れました。なぜなら、こうした状況は沖縄だけの話ではなく、日本全国どこでも同じようなクライシスにあることが明白だからです。事実、肥満や糖尿病をはじめとする健康データは、どの都道府県でも悪化する一方。たんぱく質と脂質を減らし、炭水化物ばかり食べている貧弱な食生活のリスクを、「今そこにある危機」として、みなさんにも十分認識していただきたいと思います。

第５章　なぜ「ＭＥＣ食」で健康長寿になるのか

ヒトが必要とする栄養素

第5章では、MEC食の実践方法などについて述べていきます。まったく難しいものではなく、誰でもすぐに覚えられますから、ゆっくり、じっくり実行してみてください。2〜3ヵ月後には、あなたの健康状態は今より確実に向上しているはずです。

60：20：20のPFCバランス（95ページ参照）に代表される「高糖質・低たんぱく質食」はヘルシーではなく、むしろ健康を害するリスクのほうが高いことは、すでにご理解いただけたと思います。

リスクを避けるためには、現時点では「低糖質・高たんぱく質食」がベストであり、最も簡単かつ確実に実行できるのはMEC食しかありません。

では、たんぱく質と脂質を毎日どれぐらい摂取すればいいか。その点については、厚生労働省が策定した「日本人の食事摂取基準」がひとつの参考になります。

この基準をひと言でいえば、エネルギーと栄養素を1日にどれだけとるべきかを、年齢・性別ごとに分けて策定したというもの。基準化の目的について、厚生労働省のホームページには次のように明記してあります。

【日本人の食事摂取基準とは】
○日本人の食事摂取基準は、健康な個人または集団を対象として、国民の健康の維持・増進、生活習慣病の予防を目的とし、エネルギー及び各栄養素の摂取量の基準を示すものである。
○保健所、保健センター、民間健康増進施設等において、生活習慣病予防のために実施される栄養指導、学校や事業所等の給食管理にあたって、最も基礎となる科学的データである。

策定対象は、次のとおり。エネルギー（カロリー量）に加え、34の栄養素です。

〈エネルギー〉エネルギー
〈たんぱく質〉たんぱく質
〈脂質〉脂質、飽和脂肪酸、オメガ6系脂肪酸、オメガ3系脂肪酸、コレステロール
〈炭水化物〉炭水化物、食物繊維
〈ビタミン＝脂溶性ビタミン〉A、D、E、K
〈ビタミン＝水溶性ビタミン〉B_1、B_2、ナイアシン、B_6、B_{12}、葉酸、パントテン酸、ビオチ

ン、C
〈ミネラル＝多量ミネラル〉ナトリウム、カリウム、カルシウム、マグネシウム、リン
〈ミネラル＝微量ミネラル〉鉄、亜鉛、銅、マンガン、ヨウ素、セレン、クロム、モリブデン

これらについて男女それぞれ、年齢別に1日の必要量を明記してあるものが「日本人の食事摂取基準」というわけです。例として、「エネルギー」の一覧を示します（図表10）。

これを見ると、30～69歳の男性が1日２４５０～２６５０キロカロリー、女性が１９５０～２０００キロカロリー。妊婦はそれに加え、週数によって50～４５０キロカロリー分多く摂取するべきとの内容です（ただし、推定と明記してある点に注目）。

本書のテーマからいえば、ここにはたんぱく質と脂質の一覧を提示するべきかもしれません。それをしなかったのは、それらがあまりにも変化に乏しい表だからです。たんぱく質はほとんどの欄が男性60グラム、女性が50～55グラム。脂質は、男女ともエネルギー換算で20～25％であるのが望ましいという画一的な数値が並んでいます。

冒頭からくり返し述べているように、カロリーという概念は眉唾ものですからアテにはなりません。さらに、たんぱく質が重量で表示してあるのに脂質のほうはパーセント表示にな

図表10 日本人の食事摂取基準（エネルギー）

	男性	女性
年齢（歳）	推定エネルギー必要量（kcal/日）	推定エネルギー必要量（kcal/日）
1～2	1,000	900
3～5	1,300	1,250
6～7	1,550	1,450
8～9	1,800	1,700
10～11	2,250	2,000
12～14	2,500	2,250
15～17	2,750	2,250
18～29	2,650	1,950
30～49	2,650	2,000
50～69	2,450	1,950
70以上	2,200	1,700
妊婦 初期（付加量）		50
妊婦 中期（付加量）		250
妊婦 末期（付加量）		450
授乳婦（付加量）		350

出典：厚生労働省

っていたりして、いささか不可解な基準ではあります。

60：20：20のPFCバランスでは糖質が多すぎであり、それによる健康被害が少なからず出ているという事実についてはすでに述べました。久山町研究では、重大な健康被害も起きました。ですので、そのPFCバランスをベースにした厚生労働省の基準には承服しがたい部分（糖質が多すぎ、脂質が少なすぎるなどの点で）も多々ありますので、たんぱく質・ビタミン・ミネラルの「量」の部分だけを参考にしたいと思います。

私は、人体にとって適切なPFCバランスは糖質15〜20％、たんぱく質30〜40％、脂質40〜55％程度（あくまで概算です）ではないかと考えています（もちろん、カロリーの概念は信頼できませんので、ここでは便宜的に述べています）。わが国の「糖質制限」の第一人者として知られる高雄病院の江部康二先生によるデータでは、3食とも主食を抜く「スーパー糖質制限食」で、糖質12％、たんぱく質32％、脂質56％程度の数値に落ち着くそうですから、私の考えとほぼ一致しています。

では、どれぐらいのたんぱく質の「量」をとればいいのでしょう？

たんぱく質の1日必要量は体重1キログラムあたり1〜1・5グラムであるという説もあり、こちらも厚生労働省が提唱する基準とおよそ合致します。そこで見えてくる数値が、やはり60グラム以上ということになります。

図表11 たんぱく質摂取量の推移

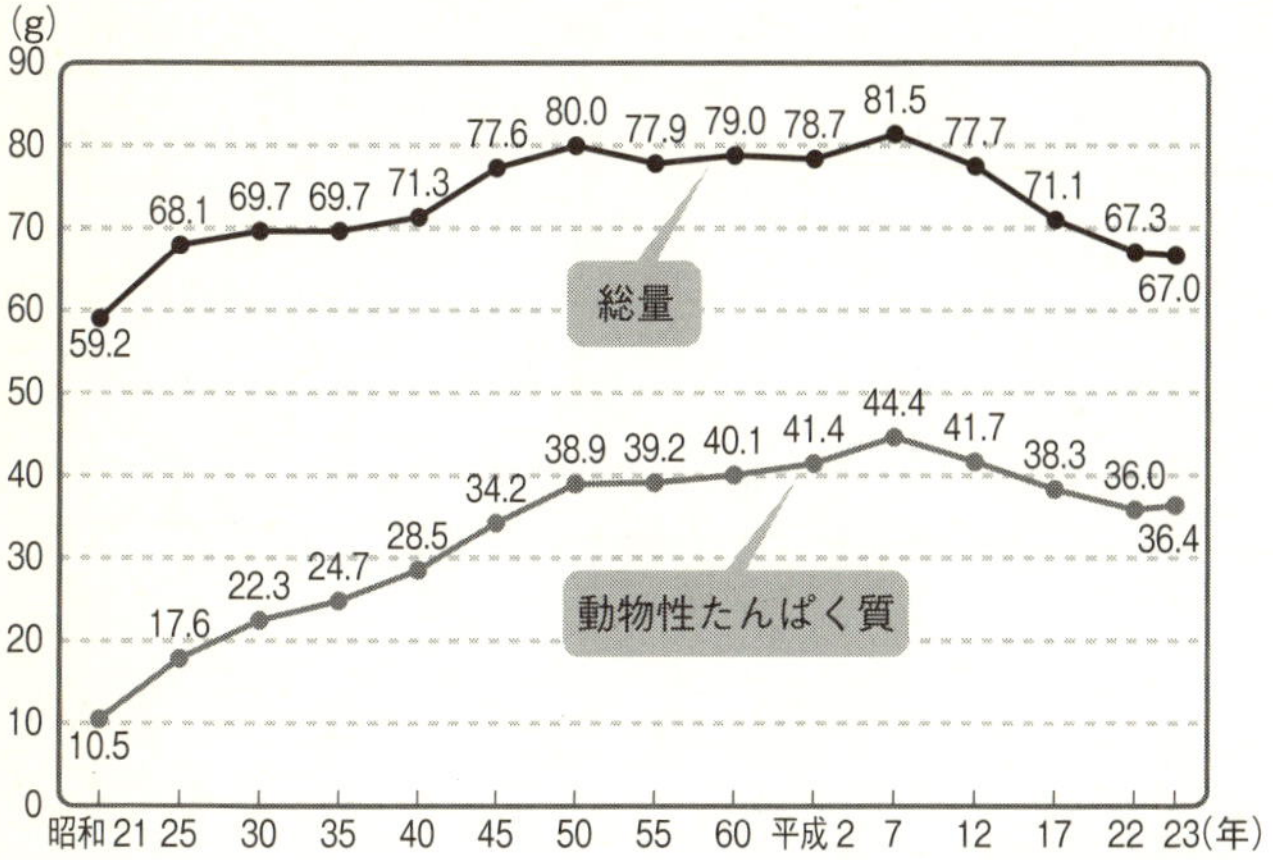

出典：厚生労働省 「国民健康・栄養調査」

図表11を見ると、1946（昭和21）年に1日10・5グラムだった動物性たんぱく質こそ2011（平成23）年には36・4グラムに増えていますが、それでは十分とはいえません。なぜなら、植物性たんぱく質は動物性たんぱく質に比べてアミノ酸の内容に乏しく、肉食動物であるヒトを満足させられるものではないからです。やはり、摂取すべきは動物性たんぱく質です。

肉のほかに卵とチーズをとる理由

ある食品に含まれるたんぱく質量がどれぐらいなのかは、現実的にはなかなかわかりにくいもの。たとえば、豚バラ肉200グラムに含まれるたんぱく質は28

グラムですが、豚の個体差などから理論値でしかなく、調理の加熱による消失もあります。とはいえ、たんぱく質と脂質を十分に含む食品の代表選手は、やはり肉です。

よく食べられている牛肉・豚肉・鶏肉の3種類とも、近所のスーパーに行けば一年中いつでも手に入りますし、価格もリーズナブル。たとえばA5ランクのブランド牛肉などは目が飛び出るほど値が張りますが、それ以外の一般的なものなら財布にやさしい価格です。そこで、まずは肉を食事の中心に据えます。

肉は、たんぱく質や脂質はもちろんのこと、ビタミンやミネラルなども豊富に含む素晴らしい食品。人体の構成にかぎりなく近いという点でも、理想的な食べ物だといえます。ただし、肉だけでは摂取できる栄養にやや偏りが出てしまうので、それを補完できる食品を一緒に食べて、さらに完璧かつ効率のいいアミノ酸摂取を考えるのがベターです。

ここで思い出してください。

アミノ酸は、たんぱく質の最小単位。人体がたんぱく質を摂取すると、胃腸で消化・分解されて、アミノ酸として吸収されるのでしたね？

アミノ酸には20種類（正確にはそれ以上）あり、アラニン、アルギニン、アスパラギン、アスパラギン酸、システイン、グルタミン、グルタミン酸、グリシン、ヒスチジン、イソロイシン、ロイシン、リジン、メチオニン、フェニルアラニン、プロリン、セリン、スレオニン、トリプトファン、チロシン、バリン。なんだか頭痛になりそうな名前の物質ばかりですが、このうちいくつかはみなさんも聞いたことがあるかもしれません。なかでも、イソロイシン、ロイシン、バリンの３つをＢＣＡＡ（分岐鎖アミノ酸）と呼ぶことは有名でしょう。

20種類のうち、11種類は非必須アミノ酸。残る９種類は必須アミノ酸ですから、必ず食事から摂取する必要があります。それを薬学部の学生などは、**フ**ェニルアラニン、**ロ**イシン、**バ**リン、**イ**ソロイシン、**ス**レオニン、**ヒ**スチジン、**ト**リプトファン、**リ**ジン、**メ**チオニンという順番に並べて、「風呂場椅子独り占め」と覚えるそうです。

この必須アミノ酸は、ややこしい名前のせいではないでしょうが、吸収の際にも少々ややこしい決まりごとをもっています。それを説明するのが、「桶理論」です。図表12を参照してください。

桶は、丸い底板と、複数の細長い縦板を組み合わせて作られます。その細長い縦板が９枚そろって、ひとつの桶が出来上がると想像してみてください。

９枚の縦板すべての長さがそろっていれば満タンまで水を入れられますが、１枚だけ短かったとしたら、水はその位置までしか入りません。必須アミノ酸もこれと同じで、ある食品に含まれる量のうち、いちばん少ないものの分しか人体に吸収されないのです。

グラフで見ると、図表13のようになります。これは白米のアミノ酸スコアで、左から３番目のリジンだけが60程度と飛び抜けて少量なのが、ひと目でわかります。

アミノ酸スコアとは、「その食品がどれだけ人体に近いか」を数値化したもの。グラフでは、8種類は満点の100をクリアしているのに、リジンだけが60しかありません。そのため、ほかの8種類の成分も60までしか吸収されない、とてももったいないことが起きてしまいます。このせいで、白米のアミノ酸スコアは60しかないのです。

単一の食品ばかりを食べていると、こうした残念なことが必ず起きてしまいます。それを回避するためにも、肉の弱点を補える必須アミノ酸構成をもつ食品を同時に摂取して、盤石な状態に整えたい……。以上の理由から、ともにアミノ酸スコアが100である卵とチーズを加えて、それぞれの食品が互いの弱点を補完し合う状況を演出したのがMEC食というわけです。

肉・卵・チーズを食べる量

卵は、人体に必要な栄養素のすべてがそろった完全栄養食。いずれヒヨコに孵化《ふか》するものですから、含まれる栄養素もほぼ完璧です。

栄養成分を見ると、たんぱく質などの必須栄養素が十分に含まれていて、コレステロールもたっぷりのスグレモノ。足りないのは、唯一ビタミンCだけです。極論すれば、毎日卵だ

図表12 必須アミノ酸の「桶理論」

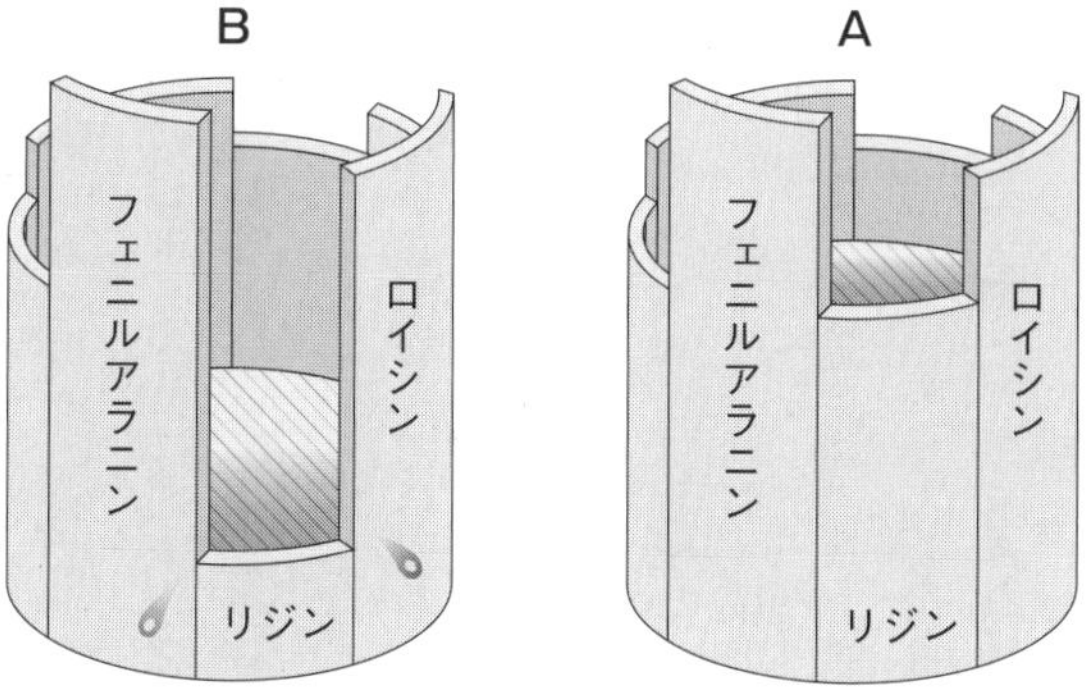

桶Aでは半分以上のラインまで水を入れられるが、Bではほとんどこぼれてしまう。これと同じに、ロイシンやフェニルアラニンもリジンと同じ量しか体内に吸収されない。

図表13 白米のアミノ酸スコア

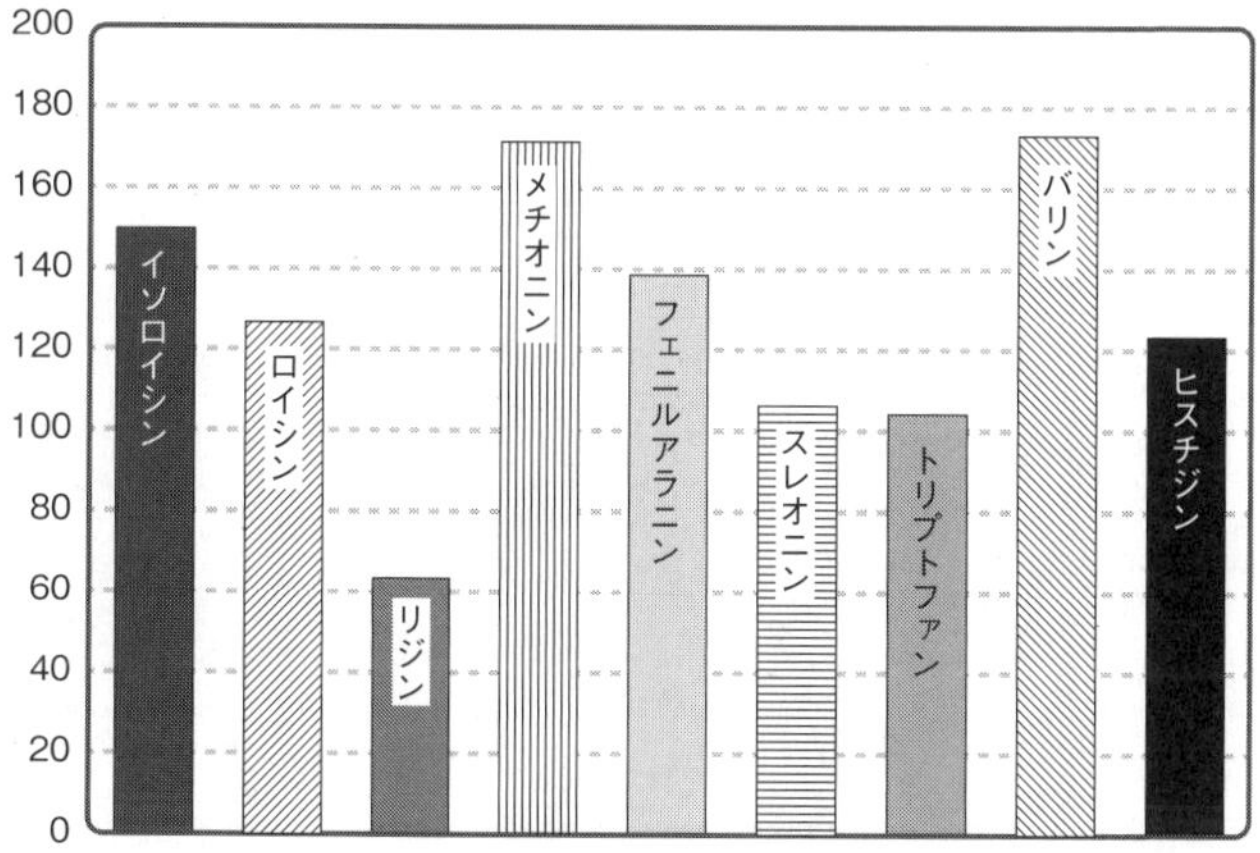

けを食べてビタミンCのサプリを補っておけば、理論上それで人体に必須の栄養素をそろえられるほど優秀な食品です。

しかも、卵は食品の中でも価格が比較的安定していることで有名。現在でも1個20円ほどで買うことができ、これは何十年もわずかな変化しかないほどの安定ぶりです。毎日3個ずつ食べても、60円しかかかりません。

チーズは、そのまま食べてもよし、調理してもよしのユーティリティープレーヤー。哺乳類の赤ちゃんが必ず飲んでいるものを原料とした食品ですから、こちらの栄養成分もほぼ完璧。本当なら、ヒトの母乳で作ったチーズがいちばんかもしれませんが、そういうわけにもいかないので牛に代行してもらいました。

なぜ牛乳ではなくチーズかといえば、牛乳には乳糖という糖質がちょっと多めに含まれていることがネックだからです。しかし、200ミリリットルの牛乳に含まれている約10グラムの糖質は、発酵の途中で消失してしまうため、チーズの糖質はほぼゼロ。

これらの条件を重ねつつ、十分なたんぱく質と脂質の摂取を意図して考慮したのが、肉・卵・チーズの「MEC」の組み合わせ。たっぷりと食べていれば、必要量のたんぱく質は十分に摂取できますし、同時に十分な脂質もとれます。それに付随して、豊富に含まれているビタミンやミネラルなどの摂取も可能です。

食事は毎日のものですから、あまりに高価なものを選んでも意味がありません。入手するのが困難であってもいけません。いつでも、どこでも、すぐに手に入り、価格もリーズナブルな食材であることを必須条件として選びました。

肉・卵・チーズの1日の摂取量の目安は、第1章で述べたとおり。最低限、毎日これだけを食べてください。

●肉　２００グラム
●卵　３個
●チーズ　１２０グラム

全部食べても、糖質はほぼゼロ。太ることはありませんし、厚生労働省の「日本人の食事摂取基準」も十分にクリアできます。

ちょっと量が多いと感じるかもしれませんが、実はそれほどでもありません。ファミリーレストランのステーキがおよそ１５０グラムですから、それを昼食に食べたとしたら、あと50グラムプラスアルファを朝食か夕食に食べればいいだけ。これは最低限の目安なので、たとえば肉を３００グラムとか４００グラムに増やしても構いません。

本当は、卵は3個ではなく6個か9個ぐらいは食べてもらいたいのですが、あまり多すぎて飽きてしまうのも考えものなので、3個としてあります。もちろん、「卵にはコレステロールが多いから心配」などという話はまったくの間違いであり、いくら食べても動脈硬化になったりはしませんので、何個でも安心して召し上がってください。

チーズは、6個入りの円形パックのもの1箱がちょうど120グラム。これを1日何回かに分けて食べればいいですし、おやつにしてもOKです。

肉は、栄養成分を考えれば牛肉か羊肉がベストといえばベスト。しかし、こちらも毎日のことですから、あまり細かく限定してしまって継続しにくくなるのも困りものです。そこで、単に「肉」と考え、牛肉や豚肉や鶏肉や羊肉などを、さまざまなメニューにして楽しく食べていただければ結構です。脂を落としたり皮を取り除いたりすることなく、全体を食べるようにしてください。

魚を食べるのも悪いことではありません。しかし、より人体に近いものを食べるのが健康の秘訣だとすると、やはり肉より劣ってしまう点は否めないので、週に21回ある食事のうち数回程度に抑えるか、たとえば鮭のムニエルをメインにしたらサイドメニューに唐揚げをつけるなどの工夫をして、肉と一緒に食べるようにするといいでしょう。

よく噛むと幸せホルモンも出る！

私が生活習慣病外来を開設して最初に取り入れたのは、「咀嚼法」でした。よく噛んで食事をすることで脳が満腹を感じやすくなるために食事の総量が減り、それにつられて体重も落ちてくるという方法です。単純な方法ながら効果は顕著で、早ければ１ヵ月程度で３〜４キログラム程度の減量効果が表れる患者さんが続出しました。

「よく噛んで食べなさい」というのは、昔から学校の先生や母親にいわれてきたこと。それには、胃腸の消化を助けるという意味合いがありました。

一方、咀嚼法は肥満の人の大半が早食いであるという研究結果から、早食いになってしまう理由や、それをすることのデメリットを検証して出来上がった理論です。実際、肥満の人の多くはどんな食材もよく噛まずに飲み込んでしまうため、なかなか満腹感を得られないということもわかっています。

ところで、噛むことがなぜダイエットにつながるのでしょうか？　それについて、少し説明しておきましょう。

まず、よく噛むことで唾液が大量に分泌され、脳への刺激が起こります。イスラエルの研究機関が行った実験では、咀嚼によって体内にヒスタミン、レプチン、セロトニンという３

つの神経伝達物質が分泌されることがわかりました。

なかでもヒスタミンには、満腹中枢を刺激して食欲を抑える作用があります。30回嚙むことが大量の唾液分泌を促し、それがヒスタミンの分泌につながって、脳が「満腹」を認識するという仕組みです。そのため、少量の食事でも満腹感を得られるようになり、食事の総量が減るというわけです。

食事を始めてから満腹中枢が反応するまでに20分かかるといわれています。そう考えれば、「よく嚙んで時間をかけて食べているうちに、脳が食欲にブレーキをかける仕組みを発動させるダイエット法」が咀嚼法なのかもしれません。かき込むような早食いをしていては、満腹中枢が反応する前に大量の食べ物を摂取してしまうというわけです。

そのことは、牛丼のチェーン店に行ってみればよくわかります。そこで食べている人たちはみな、ゆっくり嚙むことなく口の中の牛肉とご飯を味噌汁で流し込み、せいぜい2分か3分で大盛りを平らげます。これでは、とても食事とはいえません。

そんな食事をしないためにも、唾液を有効に役立たせるべき。唾液は、人体にとって重要な役割を果たしている物質ですから、おろそかにしてはもったいない。

口は、私たちが食べ物を摂取する唯一の器官です。体に毒となる物質や菌が入ってしまう可能性もあるわけですから、その予防をしてくれるブロック機能も備わっています。そして、そこには唾液もひと役買っています。口腔内には300〜400種類の細菌が住んでいるといわれており、中には消化や免疫を助けてくれるものもいます。

唾液の分泌は、よく嚙むことで増強されます。すると味覚が鋭敏になり、その食材本来の味がよくわかるようになります。それを「おいしい」と感じることは楽しくもあり、30回嚙むことを助けてくれます。

簡単なので、みなさんも実体験してみてください。肉でも野菜でも何でもいいので、じっくりと30回嚙んでみてほしいのです。すると、途中から少しずつ味が変わっていき、食材の中から新たな味が染みでてくるのを感じるはずです。

よく嚙まずに、お茶や味噌汁で流し込むような食事をしていると、この味覚を感じることはできません。そんなことでは、せっかくの料理がもったいないではありませんか。

よく嚙むことで、食べ物の一部は口の中で分子レベルに分解されます。すると、どの栄養素をどれだけ摂取したかが脳に伝達され、「これで十分」と判断したところで満腹信号が出されます。それができないと、「もっと食べたい」とおかわりしたくなるのです。

MEC食は、高たんぱく質食。たんぱく質は、アミノ酸として吸収されます。そのアミノ酸が不足すると、味を感じる舌の味蕾《みらい》細胞の新陳代謝が遅くなり、結果として味覚が鈍くなるという点も見逃せません。たんぱく質をきちんと摂取すれば味覚が鋭くなり、食べ物のおいしさをもっと味わおうと、よく嚙むようになる好循環も生まれます。

30回嚙むことは、ちょっと大変だと思うかもしれません。でも、意識して続けていけば誰でも自然と慣れてきます。1日累計で数千回も嚙むことになりますから、最初は顎のあたりが筋肉痛を起こしますが、それも次第に慣れて疲れなくなるでしょう。

さらには、よく嚙む食事を続けているうちに、食べ物の好みも変わってきます。脂っこい料理が大好きだった人がなぜか食べたくなくなったり、唐揚げを毎食10個ぐらいは平気で平らげていた人が、2個か3個で満腹になったりする変化も訪れます。濃い味つけを好んでいた人は、薄味好みになっていきます。

これらの変化は、満腹中枢が正常に働いているからこその現象。よく嚙んで食べるだけで、こんなにも劇的な効果が訪れてくれます。さらに、ヒスタミンとともに分泌されるセロトニンは「幸せホルモン」とも呼ばれ、精神の安定に寄与してくれます。

以上のメリットのほか、女性にうれしい効果もあります。よく嚙むことが顎や顔面の筋肉のフィットネスになるため、小顔効果が期待できるのです。顎の筋肉は首を経て胸まで連携していますから、結果としてバストアップにもつながります。たんぱく質をたっぷりとるMEC食のおかげで、筋肉も育ちやすくなっていますから、大胸筋が発達してバストをしっかりと支えてくれるというわけです。

こうした相乗効果によって、顔がほっそりするとともに、肌に張りが出てスベスベになっていきます。体験した女性が口をそろえるのは、悩みの種だった法令線が目立たなくなり、小ジワも消えてメイクのノリがすこぶるよくなるということです。

たんぱく質が基礎代謝も上げる

高たんぱく質・低糖質のＭＥＣ食では毎食満腹になるまで食事ができるので、ひもじい思いをすることがいっさいありません。みなさんも、おいしい肉をベースに卵とチーズを加え、たっぷりと食べてください。たんぱく質を食べることは体にいいことばかりですし、どこかひとつがよくなると別のひとつがよくなるという好循環が起き、乱れた体調をどんどん修正してくれます。もちろん、たんぱく質と一緒に脂質も大活躍してくれます。

たんぱく質の効果の中でも重要なのが、代謝を上げること。十分なたんぱく質摂取によって、体脂肪を燃焼させやすい状態がつくれるのです。

それを、食事誘発性熱産生（Diet Induced Thermogenesis／ＤＩＴ）あるいは特異動的作用（Specific Dynamic Action／ＳＤＡ）といい、食後に安静にしていても代謝量が増加することを指します。つまり基礎代謝が増えてくれるので、生活を変えなくても痩せやすいというわけです（混乱するといけないので、ここではＤＩＴと統一しておきます）。

食事をすると、胃腸で消化・分解された栄養素が吸収され、その一部が体熱となって消費されます。よく噛んで食べることも、この効果を助長します。

DITでどれくらいのエネルギーを消費するかは栄養素の種類によって異なり、たんぱく質のみを摂取したときは摂取エネルギーの約30％、糖質のみの場合は約6％、脂質のみの場合は約4％。つまり、たんぱく質は糖質の5倍ものエネルギーを消費するのです（通常の食事はこれらの混合なので約10％程度）。

食事の後で、体がポカポカと温かくなるのを感じる方は少なくないと思いますが、これがまさにDITが発揮されているひとつの証拠。肉・卵・チーズを食べると、おなかの中からジワーッと体温が上がってくるのを感じますので、みなさんもぜひ実験してみてください。たとえば、おにぎりだけのランチを食べた後と、卵やチーズを食べた後の体感を比べてみてほしいのです。多くの場合、卵やチーズを食べた後のほうが0・3〜0・5℃ぐらい体温上昇が大きいといった、明確な違いがあります。

残念ながら、加齢や運動不足によって筋肉が衰えると、基礎代謝が低下するだけでなくDITも低下します。逆に、トレーニングで筋肉を増やすと高くなるとされています。MEC食のメソッドでは特に運動を強制しませんが、たんぱく質の摂取を続けていれば筋肉量も増えてくるので、この点の心配もありません。

さらに、ＤＩＴには生活面やメンタル面への好影響もあります。体がポカポカして活動的になるため、自然と体を動かしたくなります。そこで何が起きるかといえば、近所への買い物に車で行っていた人が徒歩で行くようになったり、散歩を習慣にしていた人が歩く距離を伸ばしたりするようになるのです。

私のクリニックの患者さんたちは、みなさんこの効果を口にされます。サボりがちだった掃除を毎日するようになった、趣味の陶芸教室に通う回数が増えた、やめていた家庭菜園を再開した、早起きしてラジオ体操をするようになった、気がついたらなぜか窓拭きをしていた、久しぶりに恋愛をして恋人ができた……などなど。ひと言でいえば、「生き生きとして活動的になる」「前向きになる」といったところでしょうか。

ちょっと特殊な例でいえば、ひきこもりの息子さんにさりげなくＭＥＣ食をさせてみたところ、外出できるようになったという方もいます。本人を診ていないので何ともいえませんが、この息子さんは抑うつ状態が改善されたと考えていいと思います。

まとめると、次のようになります。

- **ＭＥＣ食でＤＩＴ（食事誘発性熱産生）が発生し、基礎代謝が大幅アップ。**
- **筋肉量も増えるので、そこでも基礎代謝が上がって相乗効果に。**

●メンタル面にもいい影響があり、活動的になって体も元気に。
●よく嚙むことで、効果はさらにアップ。

高たんぱく質の食事には、こんなに素晴らしい効果があります。もうひとつ、絶対に見逃せない効果があり、それは現在の「ブドウ糖代謝体質」から、ヒト本来の姿である「ケトン体代謝体質」に変われるということ。

それについては、次の項で説明します。

産婦人科医も驚く現代女性の食事

人類700万年の長い歴史の中で、ヒトは699万年にわたって肉食動物として進化してきました。ところが1万年前に農耕を開始すると、その日に食べるものがあるかどうかもわからない不安定な狩猟・採集生活に別れを告げ、いつでも食べられる食料を手に入れられる安定を選択しました。さらに18～19世紀には産業革命という大きな転換を経験し、1日に3回も食事をする生活へと移行したことを前に述べました。

そして現代——。日本では第二次世界大戦の頃になって、1日3回の米食習慣が全国民に行き渡ります。1970年代からはコンビニエンスストアと自動販売機が全国津々浦々に配備され、24時間いつでも食料が買える環境が形成されました。

　これらの変化はすべて、現代人が糖質過剰の食生活を「強いられている」ということの証明でもあります。

　私と同じ考えをもち、千葉県市原市で宗田マタニティクリニックを開業している産婦人科医の宗田哲男先生は、早くからその点に気づいて診療に取り入れている医師のひとり。ご本人もＭＥＣ食で糖尿病を克服され、60代後半という年齢をものともせずに、「肉食獣」と名乗って年間７００例という驚異的な分娩数を誇っています。これは、常勤医1名の個人クリニックでは日本一ではないかともいわれているほどの数です。

　宗田先生の診療方針はとても面白く、初診の患者さんにはほとんど診察らしい診察をしないこともあるそうです。その代わりに1枚の用紙を手渡し、「最近の1週間に食べたものを全部書きだしてください」とだけ指示するのです。

　そして、その用紙には恐ろしい内容が書き込まれます。

　朝食はメロンパン2個にコーラのペットボトル、昼食はパスタかそうめんの大盛りにオレンジジュース、3時のおやつにはロールケーキとシュークリームを食べ、一緒に飲むのは甘いアイスココアやミルクティー。とどめの夕食にはカレーやチャーハン、夜になればポテチをつまみにビールを4～5缶……。

誇張しているのではと疑う方がいらっしゃるかもしれませんが、嘘でも偽りでもありません。ほとんどの患者さんが、こんな食生活をしているというのです。

宗田マタニティクリニックの管理栄養士さんがエネルギー計算してみたら、なんと糖質率80％以上。90％を軽く超えるケースもあるそうですから、そんな方は一年中ずっと糖質ばかりを食べて暮らしているようなもの。

産婦人科医である宗田先生は不妊の相談を受けることも多く、そういった患者さんにはまず糖質過剰の食生活を改め、ＭＥＣ食への移行を促すといいます。すると、80〜90キログラム級かそれ以上だった方たちも、ダイエットするとともに妊娠できる確率がすこぶる高まる結果が出るのだそうです。

これは女性だけでなく、男性も同じこと。いわゆるガテン系の食事を好む方は、何を食べても常に大盛り。昨今は、ラーメン屋でも無料のライスがつく店が増えましたので、彼らにとっては天国のような場所でしょう。

そんな食生活を続けたあげくの終着駅がどこにあるかといえば、生活習慣病です。糖代謝異常から糖尿病になり、やがて合併症へとまっしぐら。大げさかもしれませんが、国民全員が多かれ少なかれこのような状況にあるのが現代日本です。もしかすると、近い将来には平均寿命世界一の座から転げ落ちてしまうかもしれません。

脳はブドウ糖よりケトン体を好む

ヒトのデザインに沿った食事とは、どんなものなのか。もちろん農耕開始以前の古代人の食事、つまり糖質をほとんど摂取しない食事を参考にすればいいのですが、マンモスはすでに絶滅してしまって食べることができないので、現代風にアレンジすればいい——。その結果が、「肉・卵・チーズ」です。

MEC食のメリットは多々ありますが、そのうち最も重要といえるものが、体内のエネルギー源とその使われ方が変わること。糖質の多い食事では、ブドウ糖がメインエネルギーとして使われるのですが、高たんぱく質・高脂質食であるMEC食の場合では、脂肪をメインエネルギーとして利用できるようになるのです。

体内にブドウ糖がなくなると、人体は脂質の一種である脂肪酸を分解して「ケトン体」という物質をつくり、それをエネルギー源として使います。これを簡単にいえば、糖質の少ない食事をしていれば、体脂肪を燃やして活動できる体になるということ。突き詰めれば、これがMEC食でダイエットできる理由のひとつです。

●高糖質食をしている人のメインエネルギー　↓　ブドウ糖

●MEC食をしている人のメインエネルギー　↓　ケトン体

ケトン体は非常に小さく、体内を自由に動き回れます。脳血管関門（血液と脳のあいだにある関所のようなもので、それぞれの物質交換を厳しく制限している）も通過できるので、脳のエネルギーにもなれます。

「脳の唯一のエネルギーはブドウ糖」と思っている方が多いのですが、それは正しくありません。実際には、脳はケトン体を利用することができますし、ブドウ糖よりケトン体を好んで使うこともわかっています。それはやはり、人類が700万年も進化しつつ生きながらえることができた歴史は、ケトン体をエネルギーにしてきた歴史でもあるからでしょう。胎児も、主にケトン体で育ちます。

ヒトの進化を支えたのはケトン体であり、ブドウ糖は、ある種の非常用か緊急避難的な位置づけでしかありませんでした。車でいえば、ブドウ糖はエンジンに取りつけたターボチャージャーのような扱いです。

食べた糖質は、ブドウ糖に分解されます。一部は肝臓や筋肉にストックされますが、ブドウ糖のままでは貯蔵できないため、グリコーゲンという集合体に合成されて蓄えられます。必要なときには、再度ブドウ糖に戻して使用しますが、肝臓と筋肉を合わせた貯蔵量は満タンでも250グラム程度。激しい運動をすれば、せいぜい1時間半か2時間程度ですっかからかんになってしまいます。

マラソン選手がレースの3日ほど前に集まって糖質を大量に食べる「カーボローディングパーティー」をするのは、このことへの対策。30キロメートル過ぎのスタミナ切れ（グリコーゲンの枯渇）を避けるために、レース前に糖質を大量摂取して肝臓や筋肉に貯蔵しておくのです。シドニーオリンピック金メダリストの高橋尚子さんも、現役時代に「お餅をおかずにして、うどんとご飯を食べている」と語っていました。

人体にとって、マラソンはまさに極限状態ですから、日常生活と比較するのはちょっと変かもしれません。ですが、ひとつのたとえ話として、頭の片隅に置いておいてください。

通常、自宅で安静にしてテレビを見ているようなときの人体は脂肪酸をエネルギーにしており、たとえば電車に乗り遅れそうなときに、突然猛ダッシュをするといったケースでブドウ糖を使うと考えると、わかりやすいかもしれません。そういった非常用エネルギーがグリコーゲンですから、大量にストックしておく必要もないわけです。

対して、脂肪酸は体内に余るほどあります。その量は、平均的な体重の男性で約13キログラム（体重×体脂肪率で算出できます）。遭難した漁船の船員が何十日か後に生還する例があるのは、体内の脂肪酸と水分のおかげで生きられたということです。

MEC食を経験した方の多くが、ご飯などの主食をとらなくても「頭がぼんやりすることがない。いつもスッキリしていて、頭がよくなったような気もする」というジョークをよくいいます。これは、緊急用エネルギーであるブドウ糖ではなく、本来のエネルギーであるケトン体が供給された脳が喜んでいる状態から得られる感覚ではないかと思っています。

ちなみに、ケトン体がつくられすぎても体内に貯蔵されることはなく、尿などから排泄されるだけ。この点もまた、「太りにくく、痩せやすい体」をつくるのに役立ちます。当然のことながら、健康面の心配もまったくありません。

「糖新生」で脂肪が燃焼する

ヒトは本来、ケトン体をメインのエネルギー源にして活動していました。ところが、近代の食生活がそれを狂わせ、現代人はブドウ糖をメインのエネルギー源にするようになりました。しかし、60：20：20のPFCバランスにしたカロリー制限食などでは糖質摂取が多すぎて、人体の大きなストレスになっています。

ブドウ糖を摂取しなくても、ヒトは健康に生きていけます。なぜなら、糖質は必須栄養素ではないから。ちょっと不思議に思うかもしれませんが、実は、私たちの体は自分でブドウ糖をつくりだす機能をもっているのです。それを、「糖新生」といいます。

人体において、血糖値はかなり厳密にコントロールされています。私たちが糖質を含む食品を食べると胃腸で分解されてブドウ糖になり、そのブドウ糖が血中に放出されることで上昇した食後血糖値を下げるため、膵臓のβ細胞がインスリンを分泌します。すると血糖値はすみやかに下がりますが、下がりすぎては危険。そのため、人体はグルカゴンやアドレナリンなどのホルモンを分泌して血糖値を上げようとします。

MEC食では、この一連のプロセスがほとんど省略されます。食後の血糖値上昇がないのですから、下降もありません。もちろん、多少は糖質を食べているため、わずかな上下は見られますが、絶対量でいえばごく小さな変動でしかありません。

とはいえ、脳は常時エネルギーを欲しがります。このとき何が起きるかといえば、脳が肝臓に対して「ブドウ糖を合成せよ」と命じること。そうして、肝臓がブドウ糖を合成するのが糖新生です。

その合成で使われる原料は、脂肪やたんぱく質。ここにも、これらを積極的に摂取すべき理由があります。

前の項で述べたように、ケトン体をメインのエネルギー源にすることに加え、糖新生を導きだせることが高たんぱく質・高脂質食のメリット。すなわち、健康的なダイエットを実現できる理由でもあります。

ＭＥＣ食のような高たんぱく質食をしばらく続ければ、多少の個人差はあるものの誰でもこの体質に変わることができます。しかも、糖新生そのものが大量のエネルギー消費をするので、一方で常に体脂肪を燃料にしていることと相まって、体をかなり痩せやすい（太りにくい）状態に保てるというわけです。

さらに、少し前の項で説明したＤＩＴ（食事誘発性熱産生）も加わります。いわば、人体の機能が総結集して代謝を上げているようなものですから、体の隅々までが活性化していきます。大げさにいえば、風邪などひくわけがありません。

こうして、高たんぱく質を摂取するＭＥＣ食は、人体本来の姿を呼び覚まします。ここまでのポイントを、少しまとめてみましょう。

- たんぱく質の摂取でＤＩＴが活性化し、代謝がアップする。
- よく噛んで食べることで、ＤＩＴはさらに加速する。
- 食後血糖値が上がらないためインスリンが分泌されず、肥満の心配がない。
- ブドウ糖メインではなく、ケトン体メインのエネルギー代謝に変わる。
- 糖質を摂取しないと肝臓で糖新生が起き、そこでも大量のエネルギー消費をする。
- 高たんぱく質の食事が、脂肪を燃焼しやすく太りにくい体質をつくる。

これらのメリットのすべては、糖質過剰の食生活を送っていたら起こり得ません。だからこそ、通常のダイエットでは痩せられないのです。

ちなみに、ケトン体は酸性ですから尿酸値を上げますし、血中ケトン体の数値もまれに天文学的な値を示すケースがあります。不勉強な医師が見たら飛び上がるほどの数値ですが、まったく心配にはおよびません。

その医師が心配するのはケトアシドーシスという「病気」であり、入院を必要とすることもある重篤な症状です。しかし、高たんぱく質食でのそれはケトーシスという「状態」であり、仮に血中ケトン体が高値を示したとしても一過性のもの。私と同様の指導をしている医師の経験も含め、すべての例でやがて落ち着くことがわかっているので、異常だと大騒ぎする必要はないのです。

運動しても痩せない理由

体重を減らしたい、あるいは病院で減量を指示された人の多くが食事の総量を減らすと同時に、何らかの運動を強制されます。そして仕方なく、高い入会金を払ってフィットネスジムに通ったり、ウォーキングやジョギングを始めたりすることになります。

適度に体を動かすこと自体は、悪いことではありません。ですが、減量のために行う作業としては、運動はものすごく効率が悪いのです。

減量には有酸素運動がいいとされており、実際に行えば脂肪が消費されるのは本当です。しかし、人体のエネルギー代謝の仕組みはそう都合よくできてはいません。脂肪を大量に使うようになるのは、有酸素運動を継続して90分以上たってからなのです。

体重60キログラムの人が30分のウォーキングをして消費されるのは、わずか60キロカロリーでしかありません。ちなみに、42・195キロメートルのフルマラソンを走って消費できるのは2200キロカロリー程度ですから、通常の1日分の食事をすればトントンです。体重1キログラムを減量するためには7000キロカロリーの消費が必要なので、仮に10キログラム痩せたいと思っている人は、フルマラソンをいったい何回完走すれば希望がかなうのでしょうか？

それほど、運動は減量に向いていないのです。

厳密にいえば、30分のウォーキングで60キロカロリーとはいえ消費できるので、その分だけ「痩せる」といってもいいかもしれません。しかし、これは食事にすればポテトチップスを数枚食べただけで元の木阿弥ですから、意味があるとはいえません。

運動は、毎日継続してこそ減量につながります。しかし、屋外で行うウォーキングは雨の日や雪の日には困難ですし、真夏や真冬には危険も伴います。いちいち着替えて外出するのも面倒ですから、継続すること自体がとても難しいのです。

しかも、運動するとよけいにおなかがすくのが困りもの。そんなときには、たいていドカ食いをしてしまうことも心配です。仮に運動で痩せたとしても、やめればまた太るわけですから、「運動しても痩せない」というわけです。

適度な運動は、体力や筋力の維持・向上には役立ちます。減量を目的にして行うのではなく、汗をかいて代謝をアップさせたり、足腰をしっかりさせて衰えないようにしたりするために行うべきものと考えておきましょう。

もちろん、膝や足首が痛いようなときには、無理は厳禁。健康になろうと思って体を壊してしまっては、本末転倒です。

マイルドな糖質制限より主食抜き

次のふたつの内容がどのように違うのか、ちょっと考えてみてください。

①1日3食とも糖質を摂取するが、それぞれの量を以前の3分の2に減らした食事。
②1日3食のうち1食を、完全に糖質抜きにした食事。

単純に計算すれば、どちらも1日の糖質摂取量は以前の3分の2。つまり、以前の糖質比率が60％だったと仮定すれば、減らした後には40％になっている計算です。

……両者は同じものでしょうか？

答えはノー。どちらも40％ですが、内容がまるで違うのです。

②の人は、糖質制限を日本に広めた江部康二先生のプログラムでいう「プチ糖質制限」です。夕食が主食抜きになりますから、夜7時頃から翌朝7時頃まで、約12時間にわたって糖質の摂取がありません。半日の間、膵臓はお休みです。

対して、①の人は1日に3回糖質をとります。すると当然、インスリンを分泌するため膵臓は一日中フル稼働です。仮に総摂取カロリーを2000キロカロリーとすると、40％は800キロカロリー。コンビニのおにぎりにして、およそ5個分です。その糖質量は約180グラムですから、かなりの大量摂取です。

もとが60％と高いので、3分の2の40％にすると「マイルドな糖質制限」とはいえそうです。ところが実際には、40％程度では糖質制限ではないばかりか、かなりの高糖質食。それではインスリンが一日中とめどなく分泌されることになるので、糖質を制限するメリットがほとんど得られません。

糖質制限が語られるとき、しばしば「マイルドな糖質制限」や「ゆるい糖質制限」という表現を聞くことがありますが、以上の点には十分に気をつけてください。私たちが、「糖質を制限する」という引き算の語り口ではなく、「肉・卵・チーズをたっぷり食べる」という足し算の表現を選択している理由のひとつが、ここにあります。

絶対避けたいメタボリックドミノ

生活習慣病というのはこれ自体は病名ではなく、食事・飲酒・喫煙・睡眠不足・ストレスなどが引き金となって、体が異常をきたす疾患の総称。以前は成人病という呼び方でしたが、小児でも発症するケースがあるなどの理由から、現在の名前に変更されました。代表といえる疾患は何といっても糖尿病で、がんも生活習慣病のひとつに数えられます。

よく混同されますが、最近よく聞くメタボリックシンドロームは「代謝症候群」。生活習慣病とは別のものなので、ちょっと説明しておきましょう。

代謝とは、体外からとり入れた物質や、体内で産生・合成した物質などを使って、エネルギーを出し入れする機能のこと。一方のシンドロームは「症候群」で、ある原因から起こりうる一連の症状といった意味です。つまりメタボリックシンドロームとは、「代謝のバランスが狂うことによる病気の群」です。

メタボリックシンドローム＝おデブさんというイメージがありますが、それは正しくありません。おデブさんのイメージが定着したのは、08年から導入された「特定健診・特定保健指導（いわゆるメタボ健診）」が一因。この健診がまさにメタボリックシンドロームの早期発見を目的にした部分があるので、少々混乱してしまったのです。

特定健診におけるメタボの定義は、「内臓脂肪型肥満に加えて、高血圧・高血糖・脂質異常症のうちふたつ以上を合併した状態」。男性で腹囲85センチ以上、女性で腹囲90センチ以上という目安があります。ここでのポイントは、皮下脂肪型肥満の人は該当しないということ。簡単にいえば、体の中で悪さをするのは内臓脂肪だけだからです。

内臓脂肪はさまざまなサイトカイン（ホルモンに似た物質）を分泌し、インスリンの働きを低下させたり高血圧に導いたりします。高血圧や高血糖は複雑に関係し合っており、ひとつが悪くなるともうひとつが悪くなり……と、相互に影響を与えます。こうして、肥満を起点に体のあちこちが次々と悪化していくことを、「メタボリックドミノ」と呼びますが、これだけは絶対に避けなければなりません。

糖質を過剰摂取する食生活を続けていると、いつしかブドウ糖への対応能力が落ちてきます。そのままの食生活を続けていれば、β細胞にインスリンを大量分泌させて血糖値を下げ、下がったら今度はα細胞にグルカゴンを出させて血糖値を上げ……と目まぐるしく酷使された膵臓がやがて機能を落とします。糖尿病予備軍の誕生です。

インスリンは、普段でも微量が血中に漂っている物質。しかし、摂取された糖質がブドウ糖となって血中に放出されるやいなや、人体は非常用エネルギーを貯蔵するため大量の追加分泌を行います。すると今度は、インスリンに反発する性質のホルモンを何種類も分泌して、下がった血糖値を上げようとして対処に追われます。

主なものでも、グルカゴン、ヒト成長ホルモン（ＨＧＨ）、甲状腺ホルモン（ＦＴ３およびＦＴ４）、副腎髄質ホルモン（アドレナリン、ノルアドレナリン、ドーパミン）、コルチゾール。ならびに、これらの分泌を促す作用をもつ甲状腺刺激ホルモン（ＴＳＨ）や副腎皮質刺激ホルモン（ＡＣＴＨ）も登場します。糖質を摂取しただけで、体内ではこれほど大忙しの状況が展開するのです。もちろん、それらの作業をサポートするビタミンやミネラルも、大幅に消費されます。

糖質の過剰摂取は内臓を著しく疲弊させ、やがて膵臓がインスリンを分泌できなくなるか、分泌できても効果がない状態（インスリン抵抗性）を生みだしてしまいます。腎臓はブドウ糖たっぷりの血液の濾過《ろか》に疲れ果て、各種ホルモンの分泌に追われた副腎もそのうちギブアップ。ブドウ糖とグリコーゲンの入れ替えなどに八面六臂《はちめんろっぴ》の活躍を見せていた肝臓も、作業効率をどんどん落としてしまいます。

インスリンが出なくなるか、インスリン抵抗性が亢進してしまって、血液中にブドウ糖があふれてしまうのが糖尿病。すると、さらに食後血糖値の乱高下が悪化します。

血管は、高血糖の血液に内壁を傷めつけられ、血糖値の急上昇・急降下（グルコース・スパイク）によっても鞭打たれます。このグルコース・スパイクが血管を傷めると、糖尿病で最も恐ろしい合併症（糖尿病性網膜症、糖尿病性腎症、糖尿病性神経障害）がやってきます。具体的には、視力低下（最悪の場合は失明）、腎不全（尿が出なくなるため、人工透析が必要になる）、末梢神経の変調（悪ければ四肢の切断）です。

糖質を過剰に摂取する食生活を長年続けていると、さまざまな臓器がこうして傷めつけられます。どこかが悪くなれば、その次には別のどこかが必ず悪影響を受けてしまいます。この様子が、次から次に倒れていくドミノ倒しのようなので、この現象をメタボリックドミノと呼ぶのです（図表14参照）。

阻止するには、最上流で食い止めるしかありません。つまり、体内の代謝バランスを狂わせないことに尽きます。そのためには、糖質を過剰摂取しない食生活がいちばん。穀物や野菜ばかりを食べる「ヘルシー」なカロリー制限食では、糖尿病やメタボリックシンドロームを予防も改善もできないのです。

図表14 メタボリックドミノのしくみ

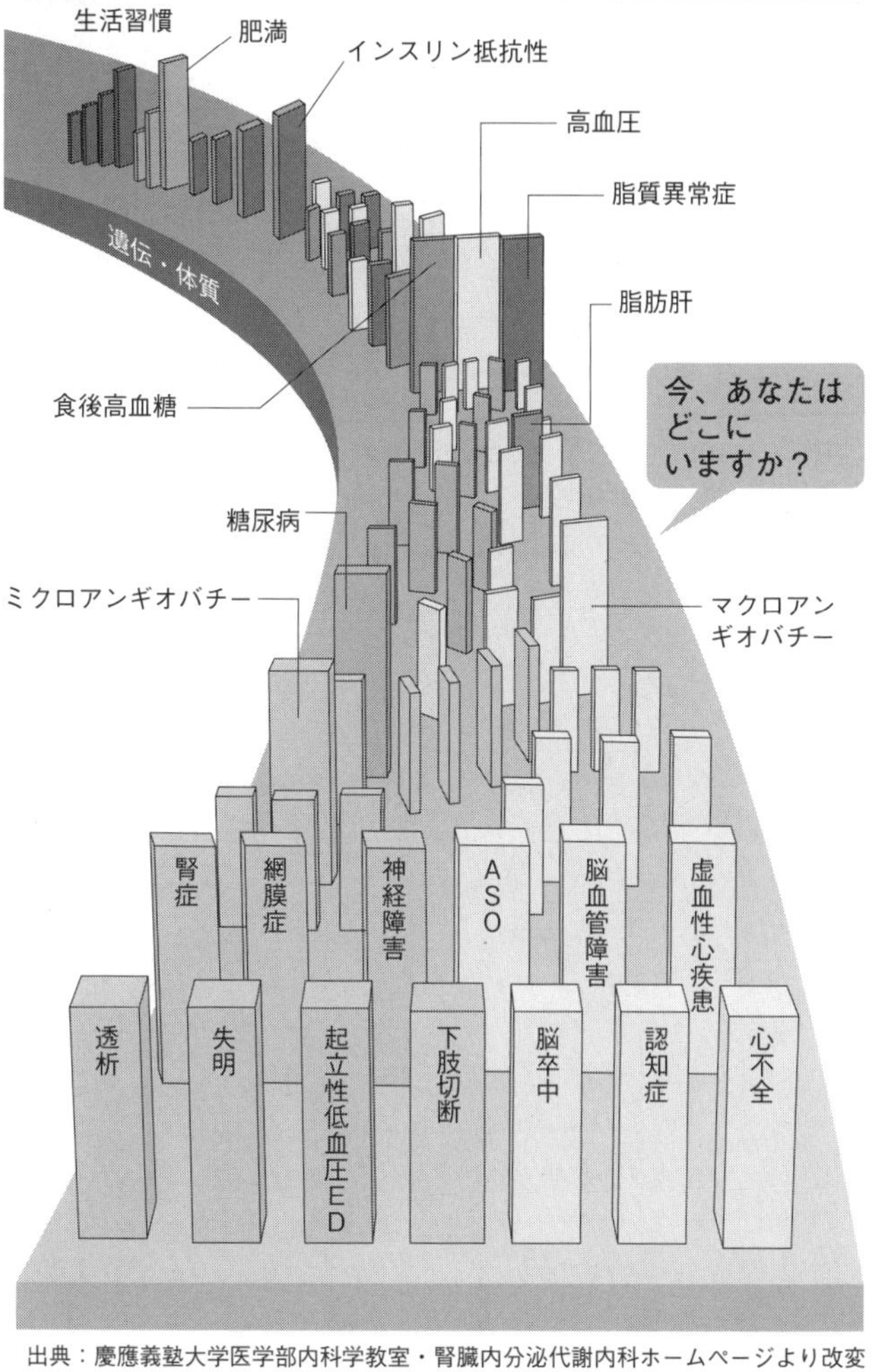

出典：慶應義塾大学医学部内科学教室・腎臓内分泌代謝内科ホームページより改変

第6章　実践！　空腹知らずで継続できる「ＭＥＣ食」

MEC食に「禁止」はない

心理学の用語に、「カリギュラ効果」というものがあります。「押してはいけない」と書いてあるボタンがあると、よけいに押したくなる心理のことです。

この心理はダイエットにも通じるものがあり、「〜してはダメ」といわれると、人は必要以上にそれをしたくなってしまう……。つまり、「糖質を食べたらダメ」と禁止してしまうと、みなさんがよけいに食べたくなってしまいます。そんな失敗を避けるためにも、MEC食のメソッドの中には、「禁止」という表現が登場しないようにしてあります。

ちなみに、私が「ダイエット」という単語を使うときには、もともとの語源に従って「正しい食事をする」といった意味で使用しています。本書でも、単に体重を減らすという場合には「ダイエット」を使わず、「減量」あるいは「体重減」といった書き方をしているのはそのためです。

では、MEC食の方法論をまとめましょう。

しつこいようですが、最初にふたつの基礎をおさらいしましょう。

●食べ物をひと口入れたら箸を置き、30回よく噛んで食べる。

●肉・卵・チーズを食事の中心にして、たっぷりと食べる。

まずは、肉・卵・チーズをひと口30回嚙む。けっして早食いせず、これだけで20分以上の時間をかけてゆっくりと食べましょう。ちなみに、ＭＥＣ食を実践する方々は最近、30回嚙むことを「ＫＫ（カムカムやケーケー）30」と呼ぶようになりました。

肉・卵・チーズを十分に食べていれば、厚生労働省が策定した摂取基準にある34種類の栄養素をくまなくとることができます。それ以外の微量の栄養素――たとえばＬ-カルニチンやコエンザイムQ10やα-リポ酸といった類のもの――も十分ですので、体が元気でハツラツとしてくるのを実感できます。

そうして得られる満腹感は、「よし、必要な栄養素が十分に補給されたぞ」と脳が判断して得られるもの。消化の悪いご飯や麺類を大量に詰め込んで、胃が大きくふくらんだことからくる「腹いっぱい」の体感とはまったく違うものです。食後に胃もたれや胸焼けがすることはなく、食後2〜3時間での空腹感（血糖値が急激に下がったことで、実際には空腹ではないのに脳が判断エラーを起こして指令を出す「偽空腹感」ともいうべきもの）もありません。糖質をとった後によくありがちな、眠気も皆無です。

そして、次の項目。

●糖質を多く含む食品（穀物・果物・野菜）をなるべく控える。

実は、「禁止」とともに、「制限」という言葉も使いたくありません。制限などしなくても、食事の際に次のような食べ方をすることで、自然とできるようになるからです。

●食事の際にはまず肉・卵・チーズから食べ、ビタミンC補充のため野菜（推奨するのは葉野菜）を少量プラスする。それでも、どうしても満足できない場合には、食事の最後に穀物（ご飯・パン・麺類）を食べてもいい。

これなら、誰も間違えることはありません。甘いものも同じで、特に女性にはどうしてもスイーツを食べたくなるときがあります。そんなときには体が欲しているのですから、我慢せずに食べていただいて結構です。ただし、その際にはなるべく高たんぱく質・高脂質のものを選ぶことを念頭に入れておいてください。

アイスクリームでもシュークリームでも、「高脂肪」などと表示されているものがベターです。ただし、それでも毎日となると多すぎるので、1週間か2週間に1回ぐらいにしましょう。各社のアイスクリームの成分表を見ると、1カップ食べても糖質量20グラム未満のものが販売されていますので、そういったタイプの製品を探してみてください。

いずれにせよ、ＭＥＣ食を継続していくうちに味覚が変わり、食の好みも変わっていきます。ある方が、喉の渇きに負けてひさしぶりにコーラをひと口飲んでみたら、あまりの甘さに残りは飲めなかったそうです。

●1日3食にこだわらず、空腹を感じたときに食べる（深夜に食べても可）。

●毎日、体重を測る（できれば複数回。ただし、記録する必要はなし）。

これが最後のポイントです。「1日の活動のスタートである、朝食をたくさん食べましょう」などという説がありますが、おなかがすいていなければ無理に食べる必要はなし。1日に3食きちんと食べる野生動物など、地球上には存在していません。

体重の測定は、起床してトイレに行った後や就寝前など、毎日同じ条件でそろえると比較しやすくなります。1日に何度も測っていると、人体がどれだけ体重変化しているかが手に取るようにわかるので、その点を楽しめるようになればしめたものです。

以上のルールを守りつつ、ご自分の体調（病気の有無）や希望体重（今の体重からどれぐらい減らしたいのか）と相談しながら、肉・卵・チーズをさまざまな味つけにして、毎日の食事を楽しんでください。特に、元の体重が重い方ほど変化もわかりやすいので、２週間もすればベルトがゆるくなったのを感じることでしょう。

みなさんの健康をつくるのは、ＭＥＣ＆ＫＫ30です。

本当にヘルシーな食事とは何か

巷でいわれている「ヘルシーな食事」のイメージが、いかにイメージだけで中身のないものであるかについては、十分にご理解いただけたと思います。同様に、「カロリー神話」にも根拠らしい根拠がなく、信頼性のかけらもない概念でした。みなさんがＭＥＣ食を実践する際には、よっぽどの大食漢（たとえば、肉を毎日２キログラムも３キログラムも平らげてしまうとか）でないかぎり、カロリーはまったく無視して構いません。

本当の意味でヘルシーなのは、必須栄養素であるたんぱく質と脂質を多く含む食品。現代人は圧倒的にたんぱく質不足なので、もっと積極的に摂取する必要があります。

もちろん、ＭＥＣ食の基本は「肉・卵・チーズ」。この基本さえ守っていれば、１日に必要な栄養素を十分にとることができ、健康で活発な毎日を送ることができます。

食材選びのもうひとつの基準は、すべてにおいて動物性食品を優先し、植物性食品を避けること。その理由は、ヒトがもともと肉食動物だからです。一例をあげれば「大豆より肉」であり、「カノーラ（キャノーラ）油よりバターやラード」といった具合です。

大豆には豊富なたんぱく質が含まれていて、植物の中では優秀な食品です。事実、たんぱく質の含有量を示す「アミノ酸スコア」の数値も高め。しかしながら、やはり肉と比較すると貧弱な感は否めず、メインとして食卓に乗せる食材にはなり得ません。食べるなら、より人体の構成に近い肉のほうがおすすめということになります。

日本人は「口中調味」をする

食事をする際、日本人は世界で唯一独特なスタイルの食べ方をするといわれています。それが、「口中調味」と呼ばれるものです。

たとえば、ご飯、豚のショウガ焼き、煮物、ポテトサラダ、漬物、味噌汁という定食メニューがあったとします。このとき、普通ならまずショウガ焼きを口に入れ、数回噛んだところでご飯を追加し、口の中で両者を混ぜながら味わうはずです。

さらにご飯を追加したら、今度は煮物かポテトサラダ。それらの味を口の中で合成しつつ、さらに漬物の塩味を加えるなどして、味を変化させながら食事を楽しみます。こうして、複数の味覚を口の中で混ぜ合わせて食べるのが口中調味であり、日本人の多くがこの食べ方をしています。ほとんど味がないご飯を食事の中心に据えたため、塩からいものを一緒に混ぜながら食べる癖がついたと考えられています。

ところが、MEC食では基本的に主食がありません。したがって、ショウガ焼き↓ご飯↓煮物↓ご飯↓漬物↓ご飯というような、口中調味をしながら食べることも不可能ですから、その点でちょっと慣れが必要になる場面が出てきます（とはいえ、大半の方は主食なしの食事にもすぐに慣れます）。

それを後押しするひとつの方法は、すべての料理を薄味にすること。おかずの濃い味を口中で薄めてくれるご飯がないことを考慮し、最初から薄味にしてしまうのです。

よく噛むため、MEC食をしばらく続けていると味覚が鋭敏になり、自然と薄味好みになります。ですが、最初のうちは意識して薄味にするといいでしょう。

栄養不足の粗食・菜食を続けてきた方は、味覚が著しく劣化しています。糖質過剰の食生活を続けてきた方は、舌苔《ぜったい》（舌に白く残った食べかすや菌）も大量につきやすいため、そんな人はさらに味覚を阻害されてしまいます。ちなみに、舌苔の有無は糖質過剰の食事をしているか否かのひとつの目安でもあります。

私たちの仲間であり、MEC食を取り入れた治療を行っている歯科医の小幡宏一先生によれば、高たんぱく質・低糖質の食生活をしてしばらくすると、見違えるぐらいに舌苔やプラークがなくなって口の中がきれいになり、歯周病のある人もすこぶる改善が早くなるといいます。反対に、お母さんがきちんと管理していて、虫歯が1本もなかったお子さんが、糖質たっぷりの甘いお菓子をちょっと食べたことをきっかけに、そのままずるずると口内環境を悪化させてしまうケースも少なくないそうです。

たんぱく質をたっぷりと摂取するＭＥＣ食なら、味覚を感じる味蕾という器官も活性化します。味覚を司るとされるミネラルである亜鉛も十分に摂取でき、低糖質なので舌苔もたまりません。「白かった舌が、いつの間にかピンク色になった」と、多くの方が口をそろえて証言します。

なかには、おかずばかりの食事になかなか慣れないという人もいます。そんなときの奥の手としては、ご飯の代わりに豆腐を食べる作戦が有効です。豆腐は食事の主役にはなり得ませんが、ご飯の代役ぐらいなら十分に果たせます。

特に工夫はいりません。豆腐に何も味をつけずに食卓に出すだけでいいのです。そのときには、できれば木綿を選ぶようにしてください。絹との製法の違いによって、わずかですが木綿のほうが糖質が少なく、たんぱく質が多いからです。

大豆から豆乳を作り、にがりを加えてそのまま固めたものが絹。その固めたものをくずして圧力をかけ、水分を抜きつつ再びしっかり固めたものが木綿です。木綿豆腐を「主食」と考えた食事なら口中調味も可能になりますし、たいていのおかずとマッチできるはずです。

ただし、豆腐も30回ゆっくりと噛んで食べることをお忘れなく。

おすすめの油は万能選手のラード

よく質問されるのが、調理にどんな油を使えばいいかということ。これについても、「植物性のものを避けて動物性のものを選ぶ」がファイナルアンサーです。

油脂については、日本脂質栄養学会の奥山治美先生や大櫛陽一先生らが詳細な実験を重ねられた結果を参考にしています。同学会も、基本的には動物性油脂を推奨しており、植物性油脂については一部のものしか安全性を認めていません。

同学会が特に問題視しているのは、菜種油。カノーラ（キャノーラ）油として、コレステロール値を下げるから健康的であるなどと盛んに宣伝されているものです。しかし、この油を使ってコレステロール値が下がることはほぼあり得ず（コレステロール値を上げるのは糖質）、また健康面から見ても下げる必要がないことはすでに述べました。

奥山先生や大櫛先生の著書では、油脂の安全性についてページを大きく割いて紹介しています。そこでは、カノーラ油はもちろんのこと、世間で「ヘルシー」だといわれているオリーブ油やゴマ油などにも、大いに疑問符がつけられています。もしみなさんが使うとしても、これらは可能なかぎり少量にするようおすすめします。

　私がおすすめする調理油は、次のとおりです。

●ラード、バター、しそ油、えごま油、亜麻仁油

　このうち、しそ油・えごま油・亜麻仁油の3種類は残念ながら加熱調理に適していないため、サラダドレッシングなどにしか使えません。炒め物などをする際には、ラードかバターを使うようにしてください。

　特におすすめするのはラード。炒め物などに使うと風味が出て、食材のおいしさを引き立ててくれます。

　豚の脂であるラードは、マヨネーズのようなチューブに入ってスーパーなどで売られています。価格も200円程度とリーズナブルなので、使用した経験のない方はぜひ一度試してみてください。さまざまな料理に応用できます。

　ところで、このラードにはさまざまな〝隠れスキル〟もあります。ハンドクリームや乳液の代わりになり、使えば肌がスベスベになるのです。これは、MEC食を体験した多くの方

が実践し、私自身もそうしているので、結果は実証済み。もともと食用なのですから皮膚に塗っても安全ですし、匂いもベタツキもありません。

実は、第2章にご登場いただいたFさんの手荒れを改善したのは、ラード。ほかにも、かかとのひび割れなどにもよく効きます。

控えたほうがいい食品とは

ＭＥＣ食を続けていると、どういうわけか「食べてはいけない料理」を直感で識別できるようになります。もちろん、糖質を多く含む食品がよくないのですが、念のために控えたほうがいい食材の一例をあげてみました。

見分け方としては、「でんぷん類と甘いもの」。覚えにくければ、「穀物・果物・野菜（特に根菜）」でもいいかもしれません。また、ご飯・パン・麺類などの主食とお菓子・ジュース類を控えるという方法だけでも十分な効果が期待できます。

いずれにせよ、ＭＥＣ食のベースさえきちんとできていれば、多少の糖質摂取ではぐらつかない丈夫な体がつくれます。まずはベースをしっかり押さえ、病気のある方は自分の体調（血液検査の数値）、ダイエット目的の方は減量の進捗状況を見ながら、控えるかどうか決めるようにしてください。

これには、性格も大きくかかわります。神経質な方は、たとえば焼き肉のたれに含まれた微量の糖質までストイックに避けようとしますし、大らかな方はその逆です。人の性格は変えられませんので、自分に合う方法をチョイスすることがベストです。

〈穀類〉米全般（精白米・玄米・餅・米粉）、小麦粉全般（麺類、パンなど）そば粉、シリアル、ビーフン、コーンスターチ
〈芋類〉じゃが芋、さつま芋、里芋、山芋、片栗粉
〈野菜〉かぼちゃ、れんこん、とうもろこし、ゆりね、フルーツトマト
〈果物〉アボカドを除く全般、ドライフルーツ、ジャム、フルーツ缶詰、フルーツジュース（１００％果汁含む）
〈豆類〉小豆、そら豆、いんげん豆、えんどう豆、うずら豆、緑豆春雨、煮豆
〈調味料〉砂糖、はちみつ、トマトケチャップ、カレールウ、ハヤシルウ、シチュールウ、ポン酢、ピーナツバター、ウスターソース、とんカツソース、甘みそ
〈加工食品〉砂糖および小麦粉を使用した菓子全般、和菓子、米菓、スナック菓子、アイスクリーム、ゼリー類、清涼飲料水、スポーツドリンク、野菜ジュース
〈酒類〉醸造酒（日本酒、老酒《ラオチュー》、マッコリなど）。通常のビールや白ワインは要注意

※飲んでいいのは蒸留酒（ウイスキー、スピリッツ、焼酎、泡盛など）

ここにあげた食品以外でも、すべては分量次第という面があります。たとえば、ギョーザの皮といっても厚いものと薄いものでは糖質量がずいぶん違い、立派なものでは1枚20グラム以上もあります。重量の約半分が糖質ですから、5個食べれば50グラム。料理のとろみづけやあんかけの餡も片栗粉なので糖質です。こうした〝落とし穴〟も多々あるので、自覚しないまま大量に食べてしまうことのないよう注意しましょう。

最初は戸惑うかもしれませんが、続けるうちに誰でも慣れていきます。それまでは、このリストにある食品を覚えておけば、ほとんどの危機を回避することができます。

小腹がすいたときのおやつのおすすめは、ゆで卵、チーズ、ビーフジャーキー、さきいか、チチャロン（豚皮スナック）など。このほか、糖質含有量が少ないという前提で少量のお菓子など。なお、糖質制限をする方にナッツ類を好む方が多いのですが、発がん性のあるアクリルアミドを含んでいるものが多いので、食べすぎはおすすめできません。

ちょっと悩みどころは、体調を崩したとき。おかゆではなく、溶き卵を加えたチキンスープや味噌汁、口溶けのいいクリームチーズ、もしくはシルベスター・スタローンが演じたロッキーのように、生卵を飲んでもいいでしょう。

よくある疑問にお答えします！

Q　卵アレルギーです。どうすればいいですか？

A　そういう場合は、残念ながら「肉・卵・チーズ」ができませんので、「肉・チーズ」にしてください。乳製品アレルギーの方は、「肉・卵」です。

肉アレルギーの方は、ほとんどいません。卵アレルギーの方は、肉とチーズだけでもほとんどの栄養素がとれるので、肉とチーズをたっぷり食べてください。

とはいえ、完全なアレルギーである方はまれですし、しばらくすると改善する可能性もあります。念のため、一度病院で採血して調べることをおすすめします。

Q　渡辺先生はよく、「甘いものを食べたくなったなら高脂肪アイスクリームかシュークリームなどがいい」といっています。糖質なのに、どうして食べていいのですか？

A　MEC食、つまり肉・卵・チーズにはほとんど糖質が含まれていないので、それを続けていれば1日にとる糖質量はかぎりなくゼロに近い状態になります。そういった方がアイスクリームやシュークリームを少しぐらい食べても、さほどの悪影響とは考えていません。甘い味を楽しむことができるとともに、たんぱく質や脂肪をたっぷりとれるのですから一石二鳥というふうに、ポジティブに考えましょう。

高脂肪アイスクリームで、1パック食べても糖質量20グラム以下のものがあります。その程度であれば、ご飯や麵類を食べるよりはるかに健康的。ただし、洋菓子はOKですが和菓子は糖質ばかりで栄養分に乏しいため、避けるようにしてください。

Q　マヨネーズには植物油が入っています。植物性食品はダメなのでは？

A　この場合にも、洋菓子と同様にマヨネーズが含むたんぱく質と脂質を優先しています。マヨネーズは栄養たっぷりですし、これがあると味つけのバリエーションが出ますので、そのメリットのほうを採用したいのです。原料は油と卵と酢だけで、炭水化物がほとんど含まれていませんから、太る要素はありません。むしろ、卵を飽きずにたっぷり食べるためにも相性のいいマヨネーズを大いに利用するべきです。

ただし、カロリーハーフなどのタイプには脂肪分を抑える代わりに糖質が加えられているものがあります。この点には注意してください。

Ｑ　砂糖の代用の甘味料では何がいいですか？

Ａ　いわゆる、「糖アルコール」と呼ばれるものです。キシリトール、マルチトール、ソルビトール、エリスリトールなどがあり、なかでもエリスリトールが最も適していると考えられますが、好みもあるのでいろいろ試してみてください。

人工甘味料では、アスパルテーム、アセスルファムカリウム、スクラロース、サッカリン、ネオテームなどがあります。こちらの評価は糖アルコールより多少落ち、欧米では使用に総量規制がかけられているケースもあります。

安全性についても、さまざまな意見があります。世界中のしかるべき機関が検査したうえで安全と認められているのですから、それを信じるのが自然だとは思います。ただし、糖アルコールも人工甘味料も、大量に使用すると下痢などを起こす可能性があることがよく知られていますし、それ以外の悪影響を論ずる意見もたびたび耳にしますので、なるべく少量で済ませるよう心がけてください。

ＭＥＣ食を続けていれば味覚が発達し、糖分にも塩分にも敏感になります。そのため薄味好みになり、必須栄養素を十分にとっているためスイーツへの欲求も激減します。したがって、甘味料も使わないようになっていきます。

Q　妊婦です。MEC食をしてもいいですか?

A　まったく問題ありません。宗田マタニティクリニックの宗田哲男先生は、多くの妊婦に導入して安全な分娩を成功されていますし、妊娠糖尿病のリスクも回避できます。

お母さんが太りすぎず、自分と赤ちゃんに十分な栄養がとれるのがMEC食です。それでいて、赤ちゃんが大きくなりすぎることもなく、妊娠中・産後ともに楽だそうです。

肉・卵・チーズを30回噛んでたっぷり食べてください。母乳の原料は血液ですから、それをつくるためにも十分なたんぱく質が必要です。結果として、お母さんと赤ちゃんの健康を保ち、誕生後の赤ちゃんの健康にもつながります。

Q　たんぱく質と脂質のとりすぎに心配はありませんか?

A　はい、ご心配はありません。厚生労働省の「日本人の食事摂取基準」にも、次のように明記されています。

〈たんぱく質の耐容上限量は、たんぱく質の過剰摂取により生じる健康障害を根拠に設定されなければならない。しかし現時点では、たんぱく質の耐容上限量を策定し得る明確な根拠となる報告は十分には見当たらない。そこで、耐容上限量は設定しないこととした〉

MEC食で最低限の目安としている、1日に肉200グラム、卵3個、チーズ120グラムから摂取できるたんぱく質は75グラム程度。厚生労働省が策定した数字とほとんど変わりません。この倍を食べたとしても150グラムですから、この程度で健康被害は起きないのです。

たんぱく質は筋肉や骨や血液の材料です。その合成は常時活発に行われており、不要になったものは主にアンモニアなどになって腎臓から尿として排泄されます。たんぱく質のとりすぎは腎機能を低下させるという説がありますが、それは正しくありません。

一方、パーセントでしか表示されていなかった「日本人の食事摂取基準」における脂質のほうは、MEC食の目安では1日に115グラムほど摂取することになります。これも117ページに示した図表6のように、摂取量140グラム程度までは明らかに寿命が延びることがわかっていますので、十分な余裕を設けてあります。

人体における脂質の代謝経路は非常に複雑で、ここで詳しく紹介することは不可能です。簡単にいえば、胃腸で消化・分解された脂質はカイロミクロンという物質になって、必要に応じて体内で利用されます。体内にある脂質の総量は厳密に管理されており、必要以上に取り込まれることはありません。最終的には、水と二酸化炭素になって排出されておしまいです。下痢を伴う場合もあります。

いずれにせよ、たとえば肉を毎日2～3キログラムも食べるとか、卵を20個も30個も食べるような極端な大食漢ではなく、ごく常識的な量を食べているかぎり、高たんぱく質・高脂質の食事が健康被害を起こすことはありません。

Q　塩分は控えたほうがいいですか？

A　まったく考えなくて構いません。「高血圧の対策として減塩を」とよくいいますが、効果はありません。「食塩感受性高血圧」といって、文字どおり塩分で高血圧になる人はいるにはいますが、せいぜい1％だといわれています。

ＭＥＣ食では基本的にご飯を食べないので、必然的に塩からいおかずとご飯を口中調味して食べることがなくなります。それにより、自然と薄味つまり減塩になっていきますので、この点からも塩分を気にしなくていいのです。

Q　生理前に食べたくなるのはなぜ？

A　排卵は、妊娠の準備をしている時期。女性の体は、健康な赤ちゃんの体をつくろうと、水分や栄養分をため込もうとしています。体がむくみ、おなかがすくのもそのため。赤ちゃんに必要な栄養素をすべて摂取できるまでは、ずっと空腹感が続きます。

身近にある食品で、赤ちゃんに必要な栄養素をすべてそろえられるのは卵だけ。少なくとも、単独で卵に勝る食べ物はありません。その次が、哺乳類の赤ちゃんが元気に育つおっぱい。食品でいえば、乳製品です。生理が近づいたら卵とチーズをたっぷり食べるようにしておくと、体が安心して余分な食べ物を欲しなくなります。

Q　肉の脂身も食べていいのでしょうか？

A　はい、取り除かずに食べてください。肉の脂身には、必須脂肪酸がバランスよく含まれているからです。脂質の摂取が不足すると空腹になり、食べすぎにつながってしまいます。仮にとりすぎても、下痢になって出ていってしまうだけなので、まったく心配はありません。下痢の便は水に浮かびますが、それは脂肪を多く含んでいて軽いからです。

健康のためには、脂質は足りないより食べすぎるほど食べたほうがいいのです。翌日、お肌のツヤがよくなると思うぐらい食べてください。植物性の脂肪よりはるかに安全です。

Q　3食規則正しく食べたほうがいいですか？

A　その必要はありません。

規則正しく食べている方こそ逆に太ります。時間を気にして、早食いになるからです。夜にしっかり食べておいて、日中におなかがすいたらチーズや卵やビーフジャーキーなどをちょっとつまむようにすることが、早食い・食べすぎを防ぐコツです。

Q　間食は、ダイエットによくないと思うのですが？

A　いえ、大いに間食してください。朝昼晩の3食を規則正しく食べることより、ちょこちょこと間食をしておくほうが、早食い・食べすぎを防げます。

おなかがすくのは本能なので、我慢することはできません。無理して我慢しても、結局は手っ取り早く炭水化物の食事で空腹を満たすことになるので、太ります。たんぱく質を含む食品の間食をしておくと、次の食事まで腹もちしてくれます。

Q　野菜を食べないと、栄養のバランスが狂うのでは？

A　食事のバランスを整えるという言葉の意味は、厚生労働省が作成した食事摂取基準にある34種類の栄養素をすべて適正に摂取するということです。本文中でも詳しくご説明しましたが、穀物・果物・野菜でそれを実現するのはほぼ不可能。意外かもしれませんが、果物はそれほどビタミン類を含んでおらず、肉のほうが多く含んでいます。

34種類の栄養素を食事でそろえるためには、肉や卵やチーズを食べるのが最も簡単な方法です。サプリメントなどで、それ以外の微量栄養素を必死にとっている方がいますが、まず

34種類の栄養素をすべて摂取するほうが先決。たんぱく質が不足していれば胃腸の消化・吸収能力が落ちるため、サプリメントの効果も期待できません。

とはいえ現実的に見て、野菜ゼロの食生活をしろというのは無理な話ですから、肉・卵・チーズで必要な栄養素をすべからく摂取してから、唯一の弱点であるビタミンCの補給のために、葉野菜を食べるようにしてください。その際、「とりすぎ」に注意しましょう。

Q　野菜をたくさん食べるとおなかが張ります。そういうことは私だけでしょうか？

A　前に述べましたが、野菜は「とりすぎ」がよくないのです。本文でも触れたとおり、ヒトは食物繊維を消化できません。食べすぎれば便が大きくなり、腸内で詰まって便秘を起こします。

なかでも食物繊維の多い野菜（特に根菜）・海藻・きのこ類などは食べすぎないようにしましょう。とくに若い女性に、ダイエットや便秘対策としてコンニャクや白滝などを大量に食べる人が見受けられます。腸閉塞になるケースも少なくありませんので、なるべく控えるようにしてください。

食物繊維は便秘の解決にはならず、逆に悪化させるだけなのです。

Q　体重が減らないのですが……

A　太り気味の方は、低栄養である場合が多いもの。つまり、肉や卵の摂取が不足しているということです。したがって、体の筋肉量や骨量がとても少ないのです。

そんな方が高たんぱく質の食事を始めると、自然と筋肉量や骨量が増えて体重増につながる場合があります（筋肉が脂肪より重いことによる現象です）。これは、健康的に体力がついただけなので安心してください。その時期を過ぎれば、やがて減量に向かいます。

肥満だった方が痩せてBMI22に近づいてくると、さすがに体重減少のラインは落ち着いてきます。ここまで来たら、筋肉と脂肪の入れ替わりを目指して、「痩せる」というより「引き締まる」＝「体脂肪率が下がる」という感覚を得ることができます。ただし、BMI18・5を下回るような痩せすぎの方は、短命というデータもありますので、その点だけにはくれぐれもご注意ください。

Q　機能性低血糖症で血糖値が低くなってしまうのですが、糖質を控えて大丈夫ですか？

A　機能性低血糖症は糖代謝異常のひとつで、反応性低血糖という呼び方もあります。糖尿病とは異なる病態を示すもので、糖質を摂取した後に「インスリンが出遅れる」もしくは「大量に出すぎてしまう」といった症状による病気です。

これによって、通常100前後をキープしているはずの血糖値が、ひどいときには40を下回ることもあります。強いめまいや頭痛、震えや倦怠感などに襲われ、悪ければ気を失って倒れてしまう場合もあります。

この低血糖症状は、糖質をとらないために血糖値が下がったわけではなく、「糖質を大量にとって急激に上がったことの反発」として起きます。したがって、対策としては「糖質をとらないこと」に尽きると思います。

患者さんは意外に多いにもかかわらず、現時点ではまだ機能性低血糖症は保険適用になっていません。これは、厚生労働省が病気として認めていないということです。医療従事者にもあまり知られていないため、対応できる医療機関もごくわずかしかありません。

症状が出るのは、主に食後3〜4時間後。そのぐらいの時間帯に、強いめまいや震えを感じることがあるという方は、専門知識のある医師に診てもらうといいでしょう。

Q　がんが改善するというのは本当ですか？

A　医学的に証明されてはいませんが、理論上その可能性はあります。ただし、改善するというより、「進行を抑えられる可能性がある」といったほうが近いかもしれません。

がん細胞は、正常細胞と比べて非常に大量のブドウ糖を消費します。そのため、がん細胞は周囲の正常細胞のブドウ糖を奪うようにして栄養を得て増殖していきます。ということは、糖質をとらないMEC食のような食事をすることで、がん細胞を兵糧攻めにできる可能性がある……とは考えられるわけです。とはいえ、完全に糖質ゼロの食生活を送っていたとしても、糖新生によってブドウ糖の供給は絶えず行われますから、そう簡単にはいきません。ただし、がん細胞は健康な方でも毎日1000〜5000個はつくられており、増殖しないよう免疫機能が抑制しているという側面がありますし、MEC食は免疫機能を強化しますので、がんの発生の抑制に役立っている可能性はあろうかと思われます。

予防という点に関しては、世界がん研究基金が2007年に「太りすぎると、乳がん、膵臓がん、直腸がん、食道がん、子宮体がん、腎臓がん、胆嚢がんになりやすい」と発表しています。肥満とともに、高血糖状態や高インスリン状態も、がんの発生リスクが高まります。この点は、MEC食で完全に予防することができます。

Q　老化を早めるというAGEは、MEC食で防げるものですか?

A　AGEは「Advanced Glycation End Products」の略で、日本語では「終末糖化産物」といい、「酸化」とともに人体の老化を進める原因のひとつと考えられています。

ブドウ糖が体内でたんぱく質と結合し、ある種の毒となって体のあちこちに蓄積する特性をもっている、かなり厄介な存在です。血管に蓄積すれば動脈硬化、骨なら骨粗鬆症、目なら白内障の原因になるともいわれています。

材料になるのは肥満や糖尿病と同じ、エネルギーとして使われずに余ったブドウ糖。これがたんぱく質と結びつき、体温で温められてAGEがつくられます。この変換を「糖化」といいます。

AGEについては、すべてが詳しく解明されたわけではありませんが、MEC食を続けている人の体内には余剰ブドウ糖がほとんどありません。材料がないわけですから、AGEの発生を抑えることも可能です。

参考文献

『ダイエット外来の減量ノート』今西康次、筑摩書房
『主食を抜けば糖尿病は良くなる！』江部康二、東洋経済新報社
『食品別糖質量ハンドブック』江部康二・監修、洋泉社
『本当は危ない植物油』奥山治美、角川ｏｎｅテーマ21
『１００歳まで長生きできるコレステロール革命』大櫛陽一、永岡書店
『物語　食の文化』北岡正三郎、中公新書
『肉を食べる人は長生きする』柴田博、ＰＨＰ研究所
『親指はなぜ太いのか』島泰三、中公新書
『シュガーバスター』Ｈ・レイトン・スチュワードほか、吉田まりえ・訳、講談社
『ヒトはおかしな肉食動物』高橋迪雄、講談社
『ヒトはなぜ太るのか？　そして、どうすればいいか』ゲーリー・トーベス、太田喜義・訳、メディカルトリビューン
『炭水化物が人類を滅ぼす』夏井睦、光文社新書

『歴史のなかの米と肉』原田信男、平凡社
『加速する肥満』ディードリ・バレット、小野木明恵・訳、ＮＴＴ出版
『低炭水化物ダイエット』リチャード・ヘラー＆レイチェル・ヘラー、横山三男・日本語版監修、ネコ・パブリッシング
『痩せりゃいい、ってもんじゃない！』森永卓郎・柴田玲、文春新書
『食事療法のプロに学ぶ健康雑学・31の豆知識』吉岡秀樹、Ｋｉｎｄｌｅ版
『糖尿病は薬なしで治せる』渡邊昌、角川ｏｎｅテーマ21
『長寿のためのコレステロールガイドライン』奥山治美、浜崎智仁ほか・編著、日本脂質栄養学会ほか・監修、中日出版社
『低炭水化物食の意義』浜崎智仁・糸村美保、「脂質栄養学19：59～63／２０１０」
『肥満症治療のストラテジー』吉松博信、「日本歯科医師会雑誌２００７－04」
『咀嚼法による生活習慣改善指導へのコレスチミドの併用効果』渡辺信幸・酒井英二・吉松博信、第17回西日本肥満研究会
『週刊朝日』２０１３年9月6日号

※このほか、多数の著作物やウェブサイトを参考にさせていただきました。

渡辺信幸

こくらクリニック院長
1963年、愛知県に生まれる。名古屋大学医学部卒業後、沖縄県の中部徳洲会病院に入職。その後の離島医療の経験から疾病予防を重視する医療観をもち、心臓疾患や脳卒中にならない健康法を普及させるため、沖縄県那覇市の同クリニックで生活習慣病外来を運営。自身が発案した「MEC食」は、高たんぱく質・高脂質・低糖質の食事と咀嚼法を組み合わせたシンプルなもので、3000人以上の患者を健康改善とダイエットに成功させている。
テレビ東京「主治医が見つかる診療所」にも出演。市民への啓蒙のため、地元コミュニティーFM局でラジオパーソナリティーも務めている。
著書に『一生太らない体をつくる「噛むだけ」ダイエット』(東京書店)がある。

講談社+α新書 639-1 B

日《に》本《ほん》人《じん》だからこそ「ご飯《はん》」を食《た》べるな

肉・卵・チーズが健康長寿をつくる

渡《わた》辺《なべ》信《のぶ》幸《ゆき》

2014年3月19日第1刷発行
2014年4月 3 日第2刷発行

発行者——鈴木 哲
発行所——株式会社 講談社
東京都文京区音羽2-12-21 〒112-8001
電話 出版部(03)5395-3532
販売部(03)5395-5817
業務部(03)5395-3615

カバー写真——Maria Toutoudaki/Stockbyte/Getty Images
デザイン——鈴木成一デザイン室
プロデュース——宮内 功
カバー印刷——共同印刷株式会社
印刷——慶昌堂印刷株式会社
製本——牧製本印刷株式会社
本文図版制作——朝日メディアインターナショナル株式会社

Printed in Japan
ISBN978-4-06-272845-4